KB245842

비타민 C
**암환자를
살린다**

VITAMIN C WA GAN NI KIKU- 「VITAMIN C TAIRYOU TENTEKI RYOUHOU」 NO SUBETE
by Masakazu Sawanobori
Copyright © 2008 by Masakazu Sawanobori
Original Japanese edition published by Discover21, Inc., Tokyo, Japan
Korean edition is published by arranged with Discover21, Inc. through Korea Copyright
Center Inc.

비타민 C
**암환자를
살린다**

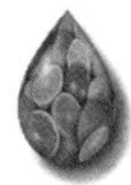

사와노보리 마사카즈 지음 | 조아라 옮김 | 어해용 감수

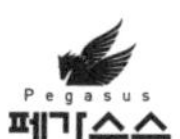

Pegasus
페가수스

여러분의 치유를 기원합니다

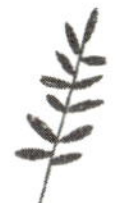

진료실에서 환우 분들과 암의 치료법에 대해 상담할 때, 저는 "사랑하는 가족이 암에 걸린다면 이렇게 치료하겠습니다."라고 말해왔습니다. 그것이 오해의 소지가 없는 진솔한 자세라고 생각했기 때문입니다. 그리고 그 말빚인지 저의 혈육이 지난 가을에 암을 진단받았습니다.

그동안 암 환자들과 몇 천 번의 상담을 했음에도 불구하고, 막상 내가 사랑하는 사람이 암을 진단받으니 모든 것이 혼란스럽고 두려웠습니다. 과연 내가 하고 있는 비타민 C 대사치료가 치유를 위한 최선인지 몇 날 며칠 밤을 지새우며 기도하듯 자문하였습니다.

현재 지구상에는 암과 면역에 효과가 있다는 500여 가지의 성분과 치료법이 있습니다. 그러나 그 치료법들을 하나하나 다 시도해 볼 수는 없습니다. 췌장암 진단을 받고 저희 의원에 오셨던 어느 병원장님은 암 진단을 받고 나서 미국의 가족들로부터 컨테이너 절반 분량의 영양제를 받았다는 이야기를 하셨습니다. 그러나 많은 제제를 다 먹어서도 안 되고 먹을 수도 없습니다. 사람이 하루에 먹을 수 있고 소화할 수 있는 양은 두 손에 담을 수 있는 정도입니다.

어떤 분은 오직 대학병원에서 하라는 대로 수술 후 항암과 방사선 치료만을 하기도 하고, 또 어떤 분은 무거웠던 밥벌이의 지겨움을 훌훌 벗어버리고 강원도 오지로 들어가 자급자족하며 살아가시기도 합니다. 일본의 세포치료, 유럽에 있다는 억대의 중성자 치료를 하고 오신 분도 있습니다.

어느 순간, 너무 많은 정보 때문에 혼란에 빠지고, 비용의 벽에 부딪쳐 좌절하고, 끝이 보이지 않는 암과의 싸움에서 본인도 가족도 서서히 지치기 시작합니다. 암 투병은 암 덩어리 자체와의 싸움만이 아닙니다. 암 환우들이 가장 간절히 바라는 것은 자본의 논리로 주머니를 털어내는 약장수가 아닌, 지난한 가시밭을 함께 할 친구입니다.

섣불리 치유를 말할 수 없습니다. 그러나 분명한 것은 오늘밤도 참을 수 없는 통증 때문에 눕지 못하고 뜬눈으로 새벽을 맞는 분들이 있으며, 그들의 손을 잡고 함께 희망을 갈구하는 분들도 있다는 사실입니다. 그리고 분명 어딘가에 치유가 있다는 믿음으로 우리에게 허락된 사람의 길을 갑니다.

이 책은 대표적인 항산화 치료인 비타민 C 고용량 정맥주사에 관한 일본 특유의 현실적 설명서이며 실증적인 증언입니다. 귀한 인연으로 일본어에 능통한 번역자를 만나서 대한민국에 좋은 책을 소개하게 되어 행복합니다. 여러분의 치유를 기원합니다.

어해용

비타민 C 덕분에 무사히 치료를 마쳤습니다

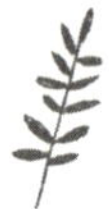

만 30세 생일을 맞은 지 얼마 되지 않았던 작년 가을, 단순한 목감기인줄 알고 이비인후과를 찾았습니다. 그러나 의사 선생님으로부터 편도가 한쪽만 심하게 부어있으니 큰 병원으로 가라는 말을 듣게 되었습니다. 그로부터 열흘 후, 저는 한 종합병원에서 조직검사 결과를 들을 수 있었습니다.

"림프종입니다. 빨리 항암치료를 받으셔야 합니다."

검사결과가 나오기까지의 열흘간 심하게 마음고생을 하며 울었던 탓인지, 확진이 내려진 순간에는 눈물도 나지 않았습니다. 매일 아침마다 운동도 하고 누구보다 건강하게 살았는데 내가 이 나이에 암이라니.

첫 항암치료를 마치고 집으로 돌아왔을 때는 물밖에 꺼내어진

금붕어처럼 옆으로 누워 겨우 눈만 뜬 채 숨만 색색 쉬었습니다. 분명 얼마 전까지만 해도 건강을 자부하던 제 생명력이 눈에 보일 정도로 가파르게 깎여나가고 있는 기분이 들어서 무서웠습니다. 손끝은 감각이 없도록 저렸고, 온몸의 근육들이 비명을 지르는 것처럼 아팠으며, 극심한 차멀미를 하는 것처럼 속이 울렁거렸습니다. 음식을 씹지 않을 때조차도 턱이 아파서 진통제를 손에서 놓지 못했고, 입안 점막들은 허물을 벗기라도 하는 듯 온 구석구석이 헐기 시작했습니다.

그때 친척 어른을 통해서 알게 된 비타민 C 고용량 정맥주사 치료가 생각났습니다. 항암치료 시작 전부터 알고는 있었지만, 인터넷을 찾아보니 찬성론 만큼이나 항암치료와 작용이 상충된다는 등의 반대론도 만만치 않았습니다. 그래서 겁이 나는 마음에 정규 치료과정에만 전념하기로 하고 제쳐두었던 치료법이었습니다. 그러나 막상 첫 번째 항암치료를 마치고 하루하루 다른 부작용에 시달리면서 '이렇게 6차 치료까지 가야 하는 건가?' 하는 생각을 하니 눈앞이 캄캄했습니다. 결국 고민 끝에 지푸라기라도 잡는 심정으로 비타민 C 치료를 하는 병원을 찾았습니다.

'딱 한 번만 해보고, 아니다 싶으면 그만두면 돼.'

너무 힘들어서 왔으면서도 '비타민 C 주사를 맞으면 항암치료에 도움이 된다고? 암 환자는 산속에서 약초를 캐며 살아야 한다는 말과 다를 바 없는 이야기가 아닐까?' 하는 불신의 벽이 여전히 높은 상태였습니다. 게다가 담당 교수님으로부터 비타민 C 치료에 대해 긍정적이지 않은 이야기를 들은 터라 경계심이 더욱 높을 수밖에 없었습니다.

사전 검사에서는 비타민 C와 D의 수치가 최저 수준으로 나왔고, 백혈구와 호중구는 100 정도로 바닥에 가까운 수치였습니다. 그런 상황에서 10그램의 비타민 C 주사를 처음으로 맞았습니다. 혈관 통증이 있을 거라는 이야기를 미리 듣고 가서 긴장한 탓인지, 아프다는 소리를 반복해대는 바람에 투여 속도를 늦춰 가며 맞아야 했습니다.

첫 정맥주사를 마친지 반나절쯤 지난 저녁, 저는 실내 자전거에 앉아 페달을 씽씽 밟으면서 텔레비전을 보고 있었습니다. 그날 아침까지만 해도 이불 속에서 나오지도 못하고 "너무 힘들다. 비타민 병원이고 뭐고 못 가겠다. 다음에 가자."고 앓는 소리를 했었는데, 그때와 비교하면 정말 놀라운 변화였습니다. 근육통이 조금 남아 있긴 했지만 건강하던 예전과 거의 다를 바 없을 만큼 컨디션이 좋았습니다.

그때부터 항암치료와 함께 비타민 C 치료를 주 2회씩 병행하기 시작했습니다. 비타민 C 정맥주사를 맞기 시작한 이후부터는 항암제 부작용에 따른 심한 근육통에 시달리거나 입안이 허는 일이 한 번도 없었습니다. 손발톱이 까맣게 되거나 금이 가는 일도, 울렁거림 때문에 밥을 못 먹는 일도 없었습니다. 자연히 종합병원에서 받은 진통제나 구토방지제도 6차 치료 종결 때까지 먹을 일이 없었습니다. 또한, 6차 치료 종결 때까지 혈액과 간 수치를 양호하게 유지하며 일정을 연기하는 일없이 정확한 스케줄

대로 항암치료를 이어나갈 수 있었습니다.

그렇게 4차 치료까지 마치고 받은 중간검사(CT, PET)에서 작은 병변까지도 모두 사라졌다는 완전 관해 판정을 받을 수 있었습니다. 건강한 컨디션을 유지하면서 받은 결과였기 때문에 더욱 기뻤습니다.

이렇게 비타민 C 치료의 효과를 직접 몸으로 느끼면서, 저는 대체 무슨 원리로 제가 괜찮아진 건지 알고 싶었습니다. 그래서 고 하병근 박사님의 저서와《힐링팩터》, 야나기사와 교수님의 번역서 등을 읽으며 비타민 C 고용량 정맥주사의 기전에 대해 이해해나갔습니다. 하지만 더 이상 참고할 만한 비타민 C 전문서적이 국내에 없었고, 저는 임상 예를 조금 더 보고 싶은 마음에 일본 서적을 찾기 시작했습니다. 치료를 받고 있는 환자로서는 이론보다 실제 치료를 받은 환자들에게 어떤 효과가 있었고, 그들에게서 좋은 결과를 볼 수 있었는지가 더 궁금했습니다.

그러던 중 발견한 것이 이 책이었습니다. 저자는 저와 같은 혈액암 환자들에게 항암치료를 하던 종합병원의 혈액종양내과 의사였고, 마치 직접 앞에 앉혀놓고 이야기를 들려주는 듯한 친절한 설명과 다양한 임상 예가 실려 있어서 좋았습니다. 비타민 C 치료를 대체요법이 아닌 보완요법으로 정의하면서 기존의 항암제 치료, 방사선 치료와 병행하도록 권장하고 있는 점도 사려 깊게 느껴졌습니다.

제가 읽기 위해서 구입한 책이었지만, 읽을수록 그리고 직접 제 몸으로 비타민 C 정맥주사 치료를 받을수록 '다른 환자 분들도 이 치료를 안다면 얼마나 좋을까?' 하는 마음이 들었습니다.

하지만 주변 분들께 아무리 비타민 C 치료의 장점을 설명해도 그 중 절반은 의사 선생님이 하지 말라고 했다며 항암치료의 부작용을 오롯이 본인 몸으로 받아내는 모습을 지켜봐야 했습니다. 지푸라기라도 잡고 싶은 마음에 담당 교수님의 하지 말라는 소리마저 잠시 등질 각오를 하지 않았다면, 저 역시 그 분들과 같은 선택을 했을 것입니다. 하지만 그 상태로 항암치료를 이어갔다면 제가 어떤 모습으로 6차 치료 종결을 맞이했을지, 지금으로서는 돌이켜 상상하기조차 겁이 납니다.

반대하는 교수님들이 틀렸다는 말을 하고 싶은 것이 아닙니다. 비타민 C 정맥주사만 맞으면 불사의 몸이 되는 것도 아닙니다. 하지만 저와 같은 환자 분들에게 항암치료 중 부작용을 완화시키고 몸의 컨디션을 유지하는 데 도움이 되는 비타민 C 고용량 정맥주사라는 보완요법의 선택지가 있으며, 이를 겁내거나 피할 필요가 없다는 말씀을 드리고 싶습니다.

갑작스런 암 선고에 말로 다 할 수 없는 두려움 속에서 항암치료를 시작했지만, 치료기간 동안 평소와 다름없는 밝은 일상을 보내고 이렇게 여러분께 좋은 책을 소개해 드릴 수 있게 된 것은 비타민 C 요법을 알고 항암치료 초기부터 병행한 덕분이 아닐까 생각합니다.

친척 어른의 권유로 제가 비타민 C 치료를 시작할 수 있었듯이, 저도 이 책을 읽는 환자와 보호자 분들의 조카딸 혹은 또래

친구와 같은 마음으로 꼭 한 번 비타민 C 정맥주사요법의 병행을 고려해주시기를 부탁드리고 싶습니다.

마지막으로, 큰 병을 통해 삶의 의미를 새로이 깨닫게 하시고 치료기간 중에도 웃음을 잃지 않도록 보호해주신 주님께 감사드리며, 늘 한결같이 제 곁에 있어준 가족과 친지들, 그 외에 모든 소중한 분들께 감사와 사랑을 전합니다.

2015년 가을에 눈물로 시작했던 항암치료가 2016년 꽃 피는 봄에 무사히 웃음으로 종결되었듯이, 이 책이 여러분의 치료 여정에도 웃음꽃을 가져다주기를 진심으로 바랍니다.

조아라

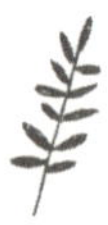

만약 내가 암에 걸린다면 어떤 치료법을 선택할까?

항암치료를 위한 비타민 C 고용량 정맥주사요법. 제가 처음으로 이 치료법을 알게 되었을 때, 뭐라 설명할 수 없는 운명적인 느낌을 받았습니다. 이 치료법을 처음 접한 것은 2005년의 일입니다. 그때 저는 안티에이징 의학을 배우기 위해 미국에서 열리는 학회에 참가하여 전문병원에서 연수를 받고 있었습니다.

사실 저는 2005년까지 혈액종양내과에서 의사로 근무했습니다. 혈액종양내과는 백혈병이나 림프종, 골육종과 같은 혈액암을 전문으로 다루는 곳입니다. 15년간 혈액암을 다루다 보니, 병을 고치는 일뿐만 아니라 '어떻게 하면 병에 걸리지 않고 건강하게 살 수 있을까?' 하는 문제에 관심을 갖게 되었습니다. 이러한 생각은 이 분야에 의학적 공헌을 하고 싶다는 마음을 갖게 하였고, 안티에이징 의학에 뜻을 두게 되었습니다.

혈액종양내과에서 의사로 근무할 때는 담당하는 환자들에게 항암제와 방사선 치료, 골수이식, 제대혈이식 등을 시술했습니다. 이는 암을 고치기 위해 필요한 치료이지만, 그와 동시에 환자들에게 체력적으로 큰 부담을 주는 괴로운 치료이기도 합니다. 그러나 환자들은 병을 고치기 위해 이 치료들을 받을 수밖에 없습니다. 극심한 부작용과 합병증을 견디는 환자들과 함께 병마에 맞서다 보면 '암을 낫게 하고 싶다.' '환자가 건강해졌으면 좋겠다.'라는 생각을 하게 됩니다. 그런 한편으로 '오히려 치료 때문에 그들을 괴롭게 하고 있는 건 아닌가?' 하는 딜레마에 빠지는 일도 자주 있습니다.

병, 그것도 생사가 달린 암을 다루는 현장에 근무하다 보면 너무도 당연하게 '건강이 얼마나 중요한 것인가?' 하는 생각을 하게 됩니다. 그러다보니 병에 걸리지 않기 위해 무엇을 해야 할 지를 추구하는 안티에이징 의학에 다다르게 되었습니다. 그 후 비타민 C 고용량 정맥주사요법을 알게 되면서, 저는 혈액종양내과를 떠나 안티에이징이라는 새로운 의학의 가능성을 탐구하기 시작했습니다.

그렇게 혈액종양내과를 떠나서 목표로 삼은 안티에이징 의학의 학회에서 암 치료에 대한 새로운 접근법을 알게 되었습니다. 그것이 제가 운명이라고 느낀 이유입니다. 그리고 그 강연에서 들은 내용은 제가 다시 한 번 암 치료에 종사하는 계기가 되기에 충분했습니다. 직감적으로 비타민 C 치료에 큰 가능성을 느꼈기 때문입니다.

항암치료를 위한 비타민 C 고용량 정맥주사요법의 특징은 크게 세 가지입니다.

1. 암세포를 선택적으로 죽이고 정상세포에는 손상을 입히지 않는 메커니즘이 밝혀져 있다.

2. 기존의 암 치료법과 달리 환자에게 고통스러운 부작용을 일
   으키는 경우가 거의 없고, 오히려 항암제나 방사선 치료에
   의한 부작용을 경감시킬 가능성이 있다.
3. 더 이상의 치료 방법이 없는 말기 암 환자의 영양 상태나 컨
   디션, 즉 삶의 질에 대한 개선을 기대할 수 있다.

오늘날, 일본인 2명 중 1명이 암에 걸리고, 3명 중 1명이 암으로 죽습니다. 암은 결코 남의 일이 아닙니다. 그런 이유 때문인지 항암치료라는 명목 하에 각종 대체요법, 건강식품 등이 연일 매스컴에 소개됩니다. 만약 암에 걸린다면, 효과만 있다면 어떠한 것이라도 시도해보고 싶은 마음이 들 수밖에 없습니다. 그러나 대체요법, 민간요법, 건강식품 등은 대부분 표준적 치료인 수술, 항암제, 방사선 요법과 비교해서 제대로 된 치료 효과의 과학적 근거가 부족합니다. 어떤 치료법이라도 그것만으로 암이 낫는다고 과대평가해서는 안 된다는 뜻입니다. 정보가 범람하는

시대인 만큼, 분명하게 꿰뚫어볼 줄 아는 지혜가 필요합니다.

이 책에서 소개하는 비타민 C 치료법 역시 대체의학 요법의 하나로 볼 수 있습니다. 그러나 대체의학의 과학적 근거를 중요시 하는 미국 국립위생연구소와 미국 국립암연구소 등을 통해 유명 의학잡지에 암세포를 죽이는 비타민 C의 메커니즘과 치료의 안전성에 관한 논문이 보고된 점을 볼 때, 비타민 C 요법은 높은 평가를 받을 만합니다.

비타민 C를 이용한 치료는 부작용이 거의 없고, 기존 암 치료의 부작용과 합병증을 줄이면서 효과를 높이고, 컨디션과 영양 상태를 개선합니다. 병으로 고통 받는 분들의 정신적인 스트레스를 완화하고 심신을 안정시킨다는 평가도 있습니다. 이러한 점들이 제가 이 치료에서 새로운 가능성을 느끼는 이유입니다.

만약 나 자신이 암에 걸린다면…. 항암치료를 전문으로 해온 의사로서 표준적 치료와 함께 비타민 C 고용량 정맥주사요법을 선택할 것입니다. 암과 사투를 벌이고 있는 분들께서도 비타민

C 치료법을 잘 이해하시고, 치료의 방법 중 하나로 선택하셨으면 하는 바람입니다.

이 책을 내는 데 도움을 주신 고키겐125의 이토 마모루 님, 늘 지도해주시는 도카이대학 혈액종양내과 안도 키요시 교수님, 귀중한 데이터를 제공해주신 론 허닝헤이크 박사님, 기획부터 출판까지 힘써주신 후지타 히로요시 님, 매일 함께 진료를 봐주시는 3번가 고키겐 클리닉의 스태프 여러분께 감사드립니다.

사와노보리 마사카즈

4 비타민 C를 주제로 한 최신 연구들

5 비타민 C 정맥주사요법의 진행과정

6 암이 사라진 환자와의 인터뷰

1

비타민 C
정맥주사로
암을 치료한다

아느냐 모르느냐가 운명을 가른다

지금부터 제가 실시하고 있는 비타민 C 고용량 정맥주사요법을 이용한 항암치료법에 대해 소개하려 합니다. 그 전에 꼭 말씀드리고 싶은 이야기가 있습니다.

제가 이 요법을 배우기 위해 미국 캔자스 위치타에 있는 리오단 클리닉에 갔을 때의 일입니다. 저는 암 환자들이 실제로 정맥주사를 맞고 있는 방을 견학했습니다. 그 방은 병원의 치료실에서 느낄 수 있는 일반적인 이미지와 달리 밝고 편안한 분위기였고, 환자들은 독서를 하거나 이야기를 나누면서 정맥주사를 맞고 있었습니다. 그 중에서도 한층 더 즐거운 모습으로 간호사와 담소를 나누고 있는 여성이 눈에 들어왔습니다. 저는 그 분과 이야기를 나누어보고 싶은 생각에 소개를 받았습니다.

그녀는 40대의 유방암 환자였습니다. 30대 중반에 유방암 선고를 받았는데, 선고를 받을 당시에 이미 전이가 되어 있어서 의사로부터 "이제 방법이 없습니다. 길어야 반년 정도입니다."라는 이야기를 들었다고 합니다. 포기하지 않고 몇 곳의 병원을 돌아다녀봤지만 어느 곳에서나 같은 말을 들었다고 합니다. 그 무렵, 비타민 C 고용량 정맥주사요법에 대해 알게 되면서 이곳에 와서 치료를 받기로 결심했고, 그 결과 반년이 아니라 7년째 건강히 지내고 있으며, 일도 하고 있다고 말했습니다.

이야기를 나누는 동안에도 그녀의 표정은 활기차 보였습니다. 온몸에서 삶의 기쁨이 전해지는 느낌을 받았습니다. 그녀의 이야기 중에서 "만약 이 치료법을 몰랐다면 전 이미 이 세상 사람이 아니었겠죠." 라는 말이 제 마음 깊이 남아 있습니다. 저는 그야말로 이 치료법의 존재를 아느냐 모르느냐가 운명을 가를 수 있다는 사실을 실감했습니다. 한 명이라도 더 많은 환자들에게 이 치료법을 정확하게 전파해나가는 것이 제 의무라고 굳게 생각하게 되었습니다.

그녀에게 이 요법을 일본에 널리 알리고 싶다고 했더니 "멋진 일이네요. 일본에서도 많은 사람들이 이 치료를 받을 수 있게 해주세요."라며 힘을 실어주었습니다. 이 여성의 말을 염두에 두고 비타민 C 고용량 정맥주사요법에 대해 이야기해나가고 싶습니다.

비타민 C 정맥주사요법의 임상효과

'비타민 C 고용량 정맥주사요법'이란 문자 그대로 정맥주사로 1회에 50그램 이상의 고용량 비타민 C를 혈관 속으로 투여하는 요법입니다. 제가 원장을 맡고 있는 '3번가 고키겐 클리닉'은 2005년 설립 직후부터 폐암, 위암, 대장암, 전립선암, 유방암, 난소암, 자궁암, 림프종, 침샘암, 갑상선암 등 다양한 암을 앓고 있는 환자들에게 비타민 C 고용량 정맥주사요법을 시행해왔고, 많은 임상효과를 경험했습니다. 예를 들면 다음과 같습니다.

- 폐의 비소세포암이 림프절로 전이된 환자가 항암제(화학요법), 방사선 치료와 함께 비타민 C 정맥주사를 병행하면서 종양이 완전히 사라졌다.

- 항암제 등의 치료 부작용 때문에 식사도 외출도 제대로 못하던 환자가 건강하게 일상생활을 하면서 치료를 계속 받을 수 있게 되었다.
- 위암 재발과 전신 전이로 시한부 3개월 선고를 받았던 환자가 비타민 C 고용량 정맥주사요법만으로 종양 표지자가 내려갔다.

비타민 C 정맥주사는 큰 부작용의 위험이 없다는 점에서 무척 획기적인 치료법이라고 할 수 있습니다. 저는 꼭 많은 암 환자들이 여러 가지 치료법 중 하나로서 이 요법을 알게 되기를 바랍니다. 여기서 저희 클리닉의 비타민 C 고용량 정맥주사요법 치료를 받은 후에 암이 소실된 여성의 사례를 살펴보겠습니다.

CASE 1 폐암과 림프절 전이가 소실된 51세 여성

A씨는 51세의 여성입니다. 2006년 5월, 흉부 CT 검사에서 우측 폐에 종양이 있다는 소견을 받았습니다. 우측 쇄골 상와(쇄골 위의 움푹한 부분)의 림프절도 부어 있었기 때문에 림프절 생검을 하여 조직검사를 실시한 결과, 폐의 비소세포암의 림프절 전이가 발견되었고 시한부 4개월을 진단받았습니다. 전신 정밀검사

결과, 3B기(암이 직접 종격막에 퍼져 있거나 흉막에 전이가 있음. 흉수가 차 있음. 원발소와 반대 측의 종격, 목 림프절에 전이가 보임.)로 화학요법(항암제에 의한 치료)을 시작하였습니다. 같은 해 11월, 화학요법 5회 종료 시점부터 비타민 C 고용량 정맥주사요법을 병행하기 시작했습니다.

수술이 불가능한 암

폐암은 크게 소세포암과 비소세포암으로 분류됩니다. 비소세포암의 경우, 3A기까지는 수술을 하지만 일반적으로 3B기에서는 수술을 하지 않습니다. 수술을 하지 않는다는 것은 수술을 한다 해도 전부 제거할 수 없고, 생존율도 올라가지 않는다는 의미입니다. 그러므로 비교적 몸에 끼치는 악영향이 적은 치료로서 항암제와 방사선을 사용하게 됩니다. 그러나 비소세포암은 항암제나 방사선 치료의 효과가 낮아서 암이 축소되는 비율이 30%에서 많아도 50% 정도입니다. 그렇기 때문에 수술이 가능한 조기에 발견하는 것이 중요합니다.

A씨는 38세에 자궁암에 걸린 적이 있습니다. 그때는 수술과 방사선요법으로 치료를 했습니다. 그러나 13년이 지나서 폐와 림프절에서 암이 발견되었습니다. 감별 진단에서 자궁암의 재발, 폐암, 림프종 등이 의심되었지만 자궁암이 10년 이상 지나서 재발하는 일은 매우 드뭅니다. 암 조직을 검사해보니 자궁암 때

의 조직과는 달랐습니다. 결국, 재발이 아니라 폐에서 새로운 암이 발생한 것이라고 진단되었습니다.

비타민 C 정맥주사에 의한 체력 회복

A씨는 항암제 치료의 강한 부작용으로 전신 권태감, 식욕저하, 체중감소 등이 점점 심해지고 있었습니다. 게다가 13년 전 자궁암 수술과 방사선요법을 경험했을 당시의 괴로움 때문에 치료에 대한 공포감도 상당히 강했습니다. 그런 시기에 비타민 C 고용량 정맥주사요법을 시작한 것입니다. A씨에게 정맥주사를 시작하고 나서 곧바로 식욕이 회복되었고 줄었던 체중도 원래, 아니 그보다 더 살이 오를 정도로 회복되었습니다. 권태감과 피로감도 사라졌습니다.

세미나 강사인 A씨는 전국에 출장을 다니며 거의 매일 사람들 앞에 섭니다. 비타민 C 고용량 정맥주사요법을 병행하기 전까지는 피로가 극심해서 일을 쉴 수밖에 없었지만, 비타민 C 정맥주사를 시작하고 나서부터는 치료 전과 거의 똑같이 일본 전역을 누비며 일할 수 있게 되었습니다.

부작용이 사라지고 암도 소실

암의 경과를 보면, 비타민 C 고용량 정맥주사를 시작하고 1개월 후인 2006년 12월의 흉부 CT 검사에서는 폐의 병변이 소실되어 있었습니다. 하지만 PET Position Emission Tomography, 양전자 방사 단층 촬영 검사에서는 우측 쇄골 상와 림프절에 일치하여 집적 集積, high FDG Uptake이 보였고, 여전히 암이 잔존해있다는 소견을 받았습니다. (35쪽 하단 왼쪽 PET 화상)

그로부터 반년 후인 2007년 6월에는 PET 검사에서도 우측 쇄골 상와 전이가 사라졌습니다. (35쪽 하단 오른쪽 PET 화상) 그 사이에 항암제와 방사선 치료도 병행했습니다. 최종적으로 1년 반 가까이 걸려서 항암제 11차, 총량 60그레이(몸에서 받는 엑스레이 양의 단위)의 방사선 치료를 받았습니다. 60그레이는 정상 조직에 심각한 악영향을 끼치지 않는 범위 내의 최대치에 해당합니다.

2006년 11월부터 주 2회의 빈도로 비타민 C를 대량으로 정맥주사했습니다. 비타민 C 치료를 병행한 이후에는 항암제나 방사선요법에 의한 부작용인 구토, 식욕저하, 점막손상 등이 거의 나타나지 않았고, 방사선에 의한 피부손상도 매우 가벼운 편이었습니다.

더욱 흥미로웠던 점은 13년 전에 자궁암으로 방사선요법을 받았을 때 나타난 복부와 등의 색소침착(직경 10cm 정도의 커다란 얼룩)이 사라졌고, 방사선 조사로 인해 머리카락이 빠졌던 부위에서 13년 만에 머리카락이 나기 시작했습니다.

A씨는 두 번째 암을 경험하면서 지난번과의 차이를 체감했습

니다. 치료기간을 놓고 보면 이번이 훨씬 길었지만, 얼마나 고통 없이 치료를 받을 수 있었는지에 대해 늘 기쁜 얼굴로 이야기하곤 합니다.

항암제나 방사선 치료를 받는 환자에게 부작용은 굉장히 큰 문제입니다. 치료를 계속할 수 없거나, 치료의 강도를 낮출 수밖에 없는 원인이 되기도 합니다. 만약 조금이라도 부작용을 경감시킬 수 있다면, 이는 영양상태나 삶의 질을 개선하는 데 지대한 공헌을 하게 될 것이며, 방사선이나 항암제 같은 표준적 치료를 더욱 강하게 받는 일도 가능해져서 결과적으로는 치료 효과에 긍정적인 영향을 미칠 것입니다.

앞에서 말했듯이 폐의 비소세포암은 항암제나 방사선이 잘 안 듣는 타입의 암입니다. A씨의 경우는 종양이 완전히 소실되고 치료를 종료한지 1년 이상 경과한 후에도 PET검사와 엑스레이 촬영, CT검사에서 재발 징후가 보이지 않았습니다. 현재의 치료는 한 달에 두 번 비타민 C 고용량 정맥주사를 맞는 것뿐입니다. 주치의 선생님도 자신이 경험한 적 없는 굉장히 보기 드문 케이스라며 놀라움을 나타냈다고 합니다.

A씨는 암 자체가 소실되었을 뿐만 아니라 표준적 치료의 부작용도 상당히 경감되었고, 치료기간 동안 건강하게 지낼 수 있었으며, 재발 징후도 보이지 않습니다. 비타민 C 고용량 정맥주사요법의 효과가 굉장히 잘 나타난 치료 사례라고 할 수 있겠습니다.

A 환자의 CT 및 PET 화상

〈 CT화상 〉

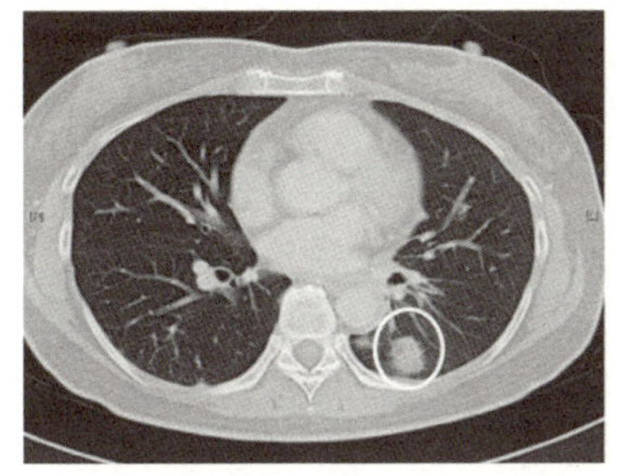

2006년 8월 29일

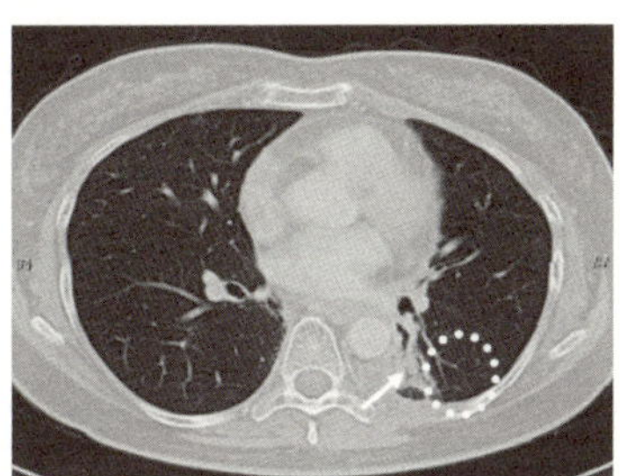

2008년 3월 3일

〈 PET화상 〉

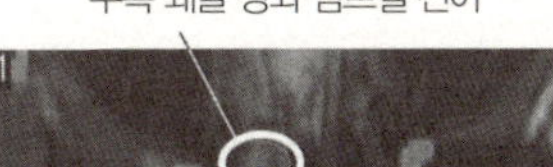

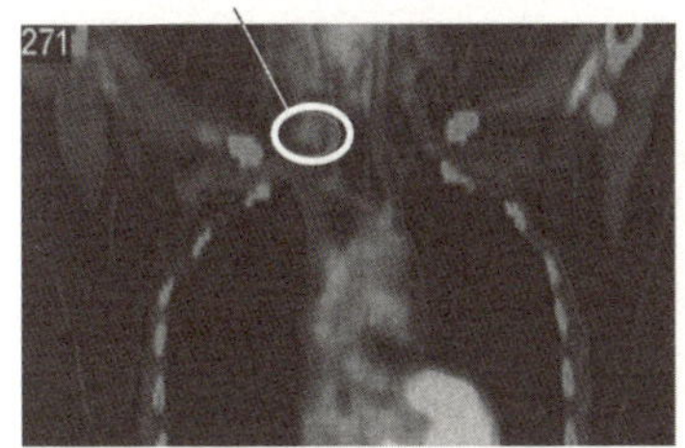

2006년 12월 28일

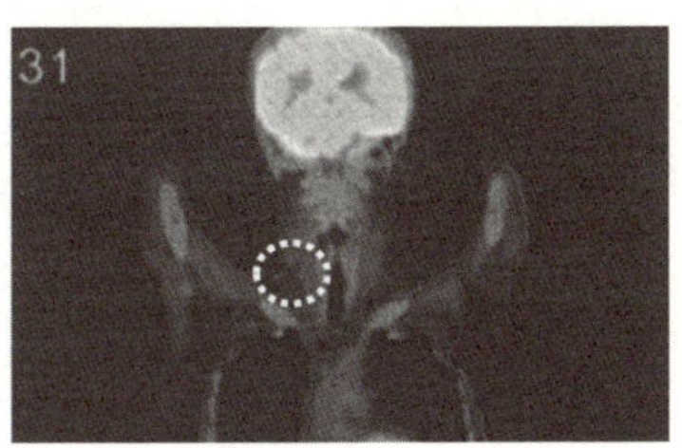

2007년 6월 19일

35쪽 상단의 CT 화상을 보시면 왼쪽은 진단 시(2006년 8월 29일)의 폐 CT입니다. 왼쪽 화상의 폐에 ○로 표시한 부분에 불규칙한 동그라미 모양의 종양이 보입니다. 오른쪽 화상은 모든 항암제 치료와 방사선 치료가 종료된 후(2008년 3월 3일)의 모습입니다. 이전 화상에서 보이던 불규칙한 동그라미 모양의 종양이 소실되었습니다.(점선으로 표시한 부분) 그 왼쪽에 자글자글한 부분(화살표 표시)이 있는데 이것은 방사선에 의한 폐렴입니다. 간질성 폐렴이라고 하며 방사선에 의한 흉터 같은 것입니다.

다음으로 그 아래의 PET 화상을 보시면 왼쪽은 항암제 6회 종료 시(2006년 12월 28일)의 PET 검사 화상입니다. 목의 우측에 병변으로 의심되는 소견이 보입니다.(○로 표시한 부분) 이것이 우측 쇄골 상와 림프절의 전이입니다. 목의 좌우를 비교해보면 좌측의 같은 부위에는 아무 것도 찍히지 않은 것을 알 수 있습니다.

오른쪽 화상은 반년 후인 2007년 6월 19일의 PET 화상입니다. 2006년 12월에 있던 우측 쇄골 상와 림프절 부분의 양성 소견이 더 이상 보이지 않습니다(점선으로 표시한 부분). 왼쪽 화상과 비교해보시면 명확합니다.

비타민 C 정맥주사요법과의 만남

비타민 C 고용량 정맥주사요법을 처음으로 접한 것은 2005
년 미국에서 개최된 학회에서였습니다. ACAMAmerican College for
Advancement in Medicine이라는 학회에 참석하던 도중에 이러한 치료
가 있다는 사실을 처음 알았습니다. 저는 이전부터 계속 항암치
료를 해왔기 때문에 비타민 C 고용량 정맥주사요법이 표준적 치
료의 부정적인 면을 보완해줄 수 있는 치료법이라는 사실을 직감
했습니다.

일본에는 배울 수 있는 곳이 없어서 학회에서 알게 된 미국인
의사의 클리닉에서 임상 트레이닝을 하였고, 최종적으로 미국
최대의 비타민 C 요법 연구 및 실시기관인 캔자스 위치타의 리
오단 클리닉에서 연수를 했습니다. 그곳에서는 그저 강의를 수

강하기만 하기보다 외래진료에 동석하며 환자와의 대화를 듣는 등 실제적인 훈련을 많이 했습니다. 이때 알게 된 환자 중에는 앞에서 언급했던 환자처럼 인상에 깊이 남은 환자도 있었습니다.

비타민 C 항암요법에 관하여 미국에서 가장 앞서가고 있는 의료기관인 만큼 대단히 많은 것들을 배울 수 있었습니다. 그곳에는 미국 전역에서 찾아오는 환자들뿐만 아니라 외국에서 오는 사람도 있었습니다. 캘리포니아에 살고 있는 환자가 캔자스의 클리닉에서 일주일간 머물며 각종 검사를 받고 치료방침을 결정하여 실제 치료를 시작한 다음, 집으로 돌아가 가까운 클리닉에서 치료를 계속하는 방법도 사용되고 있었습니다. 이 클리닉은 그간의 실적을 인정받아 핵심적인 기간基幹병원으로서의 역할을 하고 있었습니다.

일본에서 퍼지고 있는 비타민 C 치료

지금 일본에서도 비타민 C 요법을 도입하는 클리닉이 급속히 증가하고 있습니다. 전국에 100곳이 넘는 클리닉이 비타민 C 요법을 시행하고 있습니다. 그러나 아직까지 리오단 클리닉과 같은 연구소에 가서 공부를 한 사람은 많지 않습니다. 제가 일본인으로서는 세 번째였습니다. 앞으로 더 많은 의사들이 최신 비타민 C 요법을 사용하고 있는 현장에 방문해서 임상 전문가로서 활용할 수 있게 되기를 염원하고 있습니다.

미국에서는 2008년 2월 현재, 1만 명 이상의 의사가 비타민 C를 이용한 항암치료 분야에 종사하고 있다고 합니다. 그러나 리오단 연구소장인 론 허닝헤이크Ron Hunninghake 박사의 말에 따르면 확실한 프로그램에 따라 치료하는 의사는 천 명 정도일 것

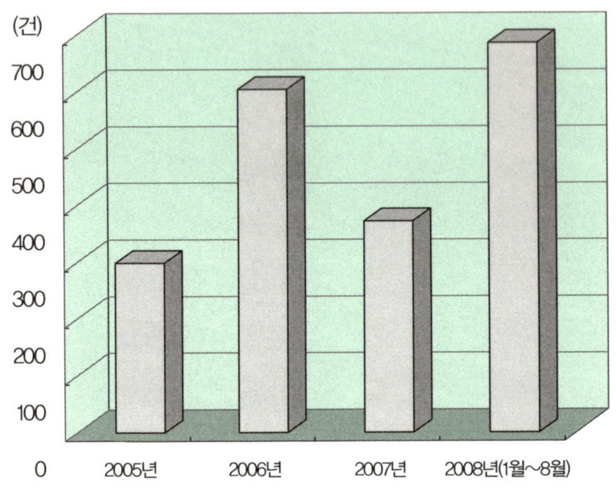

이라고 합니다. 비타민 C를 고용량으로 투여하면 뜻밖의 부작용
이 생길 수도 있습니다. 게다가 암 환자는 신체적으로 꾕장히 특
수한 환경에 놓여있는 만큼, 치료를 위해서는 분명한 지식과 기
술이 필요합니다.

　근래 들어 비타민 C 고용량 정맥주사를 이용한 항암요법이 매
스컴을 통해 소개되면서 일반인들에게도 알려지기 시작했습니
다. 제가 운영하는 클리닉에서 이 치료를 시작한 지도 어느덧 3
년이 지났는데, 최근 들어 치료 사례가 급증하고 있습니다.

비타민 C 정맥주사 치료의 과정

독자들의 이해를 돕기 위해 지금부터 비타민 C 고용량 정맥주사요법의 흐름을 간단히 설명하겠습니다. 자세한 내용은 5장에서 다시 말씀 드리겠습니다.

1. 우선 이 치료가 적합한지를 알아보기 위해 환자와 면담을 실시합니다. 병의 경과를 묻고, 치료에 대해 설명합니다. 환자와 의사가 모두 치료의 진행에 동의하면, 비타민 C 고용량 정맥주사요법을 시작하게 됩니다.
2. 기본적인 혈액검사를 실시하여 영양상태 등을 체크합니다. 비타민 C 뿐만 아니라 필요하다면 그 외의 영양소도 보충해주어야 하기 때문입니다.

3. 이제 드디어 정맥주사를 맞습니다. 처음에는 낮은 농도에서 시작하고 점차 비타민 C 농도를 높여가며 환자에게 가장 적합한 양을 결정합니다. 그런 다음, 가장 적합한 양의 정맥주사를 1주일에 2~3회씩 지속합니다.

4. 병의 진행 상태를 관찰하면서 정맥주사의 빈도를 바꾸어 나갑니다. 전형적인 투여 프로그램은 다음과 같습니다. 처음 6개월은 주 2회, 그 다음 6개월은 주 1회, 2년째에는 한 달에 2회, 3년째부터는 한 달에 1회로 지속합니다.

표준적 치료와 병행하라

현재 일본에서 실시하고 있는 항암치료는 크게 두 가지로 나뉩니다. 첫째는 보험 적용이 되는 치료들입니다.

① 수술
② 항암제(화학요법)
③ 방사선

이 세 가지가 주된 치료입니다.

이에 비해 보험 적용이 되지 않는 치료로서 이 책에서 말하는 비타민 C 고용량 정맥주사요법이나 최근 많이 시행되고 있는 면역요법 등이 있습니다.

암 환자들 중에는 지푸라기라도 잡는 심정 때문인지 보험을 적용받지 않는 치료에 기대려는 분들이 종종 있습니다. 하지만 수술로 암을 제거할 수 있다면 당연히 그게 가장 좋은 방법입니다. 또한 항암제나 방사선 치료에 보험이 적용된다는 것은 그만큼 치료 효과에 관한 과학적 근거가 높다는 뜻입니다. 효과를 기대할 수 있기 때문에 보험이 적용되는 것인 만큼, 이러한 표준적 치료를 우선시해야 합니다.

다만, 항암제나 방사선 치료는 환자의 몸에 일시적인 손상을 입히는 경우가 많습니다. 암세포뿐만 아니라 정상세포에까지 영향을 끼치기 때문입니다. 이때 비타민 C 고용량 정맥주사요법이 환자에게 끼치는 악영향을 완화시켜서 표준적 치료의 항암효과를 높이는 데에 큰 도움을 줍니다.

우선순위로 따지자면 보험이 적용되는 치료가 먼저입니다. 거기에 비타민 C 고용량 정맥주사를 사용하는 것이 기본이라고 생각하시면 됩니다.

어떤 환자에게 적합한가

비타민 C 고용량 정맥주사요법은 다음과 같은 분들에게 적합하다고 볼 수 있습니다.

① 표준적 항암치료와 병행하는 분
② 유효한 치료가 확립되어 있지 않은 암에 걸리신 분
③ 표준적 치료의 효과가 미미했거나 없는 분
④ 부작용 등의 이유로 기존의 표준적 치료를 받지 못하는 분

비타민 C 고용량 정맥주사요법은 암 자체에 대한 효과뿐만 아니라, ①번의 경우에는 방사선, 항암제의 치료 효과를 높이고 부작용, 합병증의 빈도를 줄여주는 것을 목적으로 실시합니다. ②,

③번의 경우에는 유효한 치료 수단이 없는 암의 진행을 막아서고, 영양상태 및 생활의 질 저하를 조금이라도 방지하려는 목적으로 실시하게 됩니다.

저는 단순히 표준적인 항암치료를 받기 싫다는 이유로 비타민 C 고용량 정맥주사를 원하는 분에게는 표준적 치료를 받으시라고 추천하고 있습니다. 비타민 C 고용량 정맥주사요법은 표준적 치료와 병행할 때 최대의 효과를 얻을 수 있기 때문입니다.

2

비타민 C 정맥주사와 환자의 영양

저는 백혈병이나 림프종 등 혈액암을 치료하는 임상현장에서 일 해왔습니다. 그곳에서는 항암제를 이용한 화학요법이나 방사선요법, 골수이식, 제대혈이식 등의 치료가 이루어집니다. 화학요법이나 방사선요법의 문제는 정상세포에도 상당한 손상을 입힌다는 점입니다. 즉, 부작용이 큽니다. 그래서 때로는 부작용 때문에 치료가 제한되는 일도 있습니다. 부작용이 너무 심하기 때문에 미리 정한 일정대로 치료를 못하거나 도중에 중단할 수밖에 없는 상황이 생기는 것입니다.

부작용 중에서 가장 흔한 증상은 탈모와 울렁거림입니다. 그 중 탈모는 정신적으로 상당한 충격을 주지만 생사와 직결되는 문제는 아닙니다. 반면에 울렁거림은 탈모보다 심각합니다. 울렁거림 때문에 식사를 못하게 되어 영양상태가 나빠지면 암에 저항하기 위한, 혹은 치료를 견디기 위한 체력이 바닥나게 됩니다. 그러나 치료현장에서는 영양상태 저하로 인해 컨디션이 나빠지는 상황에 대한 대처가 충분치 않았습니다. 영양을 치료에 비해 그다지 중요하게 여기지 않았기 때문입니다. 영양보다는 암을 공격해서 얼마나 작게 만드느냐가 더 중요하게 여겨지고 있는 것이 현실입니다.

암을 작게 만드는 일은 환자에게 있어서 매우 중요한 부분입니다. 그러나 영양 역시 중요하게 다루어져야 합니다. 하지만 치료현장에는 암을 작게 만들기 위해서라면 그 외의 요소들은 조금 참아야 한다는 분위기가 있습니다.

의료진도 환자도 환자의 가족들도 암을 치료하기 위해서라면 다소의 고통은 불가피하다는 생각을 하고 있으며, 그런 생각을 바탕으로 환자에게 고통스러운 치료를 계속해나갑니다. 저도 처음에는 암을 고치기 위한 일이니 다소의 고통은 어쩔 수 없다고 생각했습니다. 그러나 치료 효과가 나오기도 전에 환자의 상태가 악화되어버리는 경우가 종종 있었습니다. 환자 본인도 '이럴 거면 치료를 받지 않는 편이 차라리 더 좋았던 게 아닐까?' 하는 생각을 하게 되고, 의료진도 '치료를 안 했으면 건강한 상태로 지낼 수 있는 기간이 더 길지 않았을까?' 하는 딜레마에 빠지기도 합니다.

이것은 어디까지나 결과론이며, 충분히 고려하고 심사숙고한 후에 최선의 방법으로 치료를 선택한 것이니 치료 그 자체가 틀렸다고 생각하지는 않습니다. 하지만 '컨디션이 조금만 더 좋았더라면 이겨낼 수 있지 않았을까?' 하는 생각이 자주 들었던 것 역시 사실입니다.

암을 치료하는 일에 종사하는 사람이라면 누구라도 '컨디션이 조금만 더 좋았다면 다음 치료를 받을 수 있었을 텐데….' '조금만 더 식사를 할 수 있었다면 합병증을 이겨낼 수 있었을 텐데….' 하는 생각을 해본 일이 있을 겁니다.

비타민 C 고용량 정맥주사요법이 암 자체를 공격하는 효과가 있음이 이미 과학적으로 입증되었습니다. 이와 더불어 제가 커다란 가능성을 느낀 부분이 있습니다. 다른 요법과 병행했을 때 시너지 효과를 내고 부작용을 경감시키는 점, 영양상태와 컨디션을 유지시키는 점이 바로 그것입니다.

항암효과에서 재발 방지까지

비타민 C 고용량 정맥주사요법으로 기대할 수 있는 효과는 아래의 6가지입니다.

① 항암효과

② 항암치료에 의한 삶의 질 저하 방지

③ 항암제, 방사선요법 등 항암치료로 인한 부작용의 경감

④ 합병증의 예방

⑤ 정신적 스트레스의 완화

⑥ 암의 재발 예방

①의 항암효과는 암세포를 공격해서 암을 죽이는 가장 중요한

효과입니다. 비타민 C 고용량 정맥주사요법은 기존 항암치료와 달리 환자의 몸에 손상을 입히는 일이 거의 없으며, 다른 치료에서 입은 손상을 최소화시키고, 암에 걸렸다는 사실로부터 발생하는 정신적 스트레스를 완화시킵니다. 즉, ②~⑤의 효과가 비타민 C 고용량 정맥주사요법의 고유한 특징이라고 할 수 있습니다. 이 요법으로 모든 환자에게 ①의 효과를 기대할 수는 없습니다. 그러나 ②와 ③의 효과는 거의 모든 경우에서 발견할 수 있습니다. 이는 환자가 암과 싸우는 데 있어서 매우 큰 효과입니다.

항암치료의 현장에서 계속 일을 해왔지만, 그곳에서는 암 환자의 영양상태까지 세심하게 접근할 수 없었습니다. 항암제나 방사선 치료를 받으면 속이 안 좋아지는 것이 당연했고, 그런 이유로 먹지 못할 때는 고 칼로리의 링거를 투여하여 어떻게든 견뎌내면 된다는 것이 현장의 상식이었습니다. 환자의 비타민 C 혈중농도가 어떤 수준인지, 비타민 B군을 좀 더 보충함으로써 점막 손상을 경감할 수 있는지 등의 문제는 암을 축소시키는 것에 비해 우선순위가 낮은 경향이 있었습니다.

영양치료를 소홀히 한 결과, 환자는 괴로운 항암치료를 계속 받을 마음조차 잃어버리고 맙니다. 치료를 계속하기가 너무도 고통스런 나머지 치료를 받기 싫게 되고, 합병증도 생기기 쉬워지고, 컨디션도 악화됩니다. 이런 부분들을 개선하는 것만으로도 비타민 C 치료는 획기적이라고 할 수 있습니다. 또한 면역력을 유지시킴으로써 감염 등의 합병증을 예방할 수 있고, 치료에 의한 손상이 적어지면서 정신적 스트레스도 완화될 수 있습니다. 그럼 지금부터 위에 언급한 6가지 효과에 대해 좀 더 자세히 알아보겠습니다.

① 항암효과

글자 그대로 암세포를 공격해서 암을 죽이는 효과입니다. 비타민 C 정맥주사요법은 지금까지 보편적으로 사용해온 항암제나 방사선 치료에서 수반되던 심각한 부작용이 거의 없습니다.

비타민 C에 이러한 효과가 있다는 사실은 노벨화학상을 수상한 라이너스 폴링 박사 등이 1970년대에 유명한 의학 잡지에 논문을 발표하면서부터 알려졌습니다. 그러나 메이요 클리닉에서 효과를 부정하는 논문을 발표한 이후로 미국 의학계로부터 거의 묵살되어버렸고, 다시 주목을 받게 된 것은 2005년의 일입니다. 그해, 미국 국립보건원NIH, National Institutes of Health에서 비타민 C를 대량으로 투여함으로써 암세포를 사멸시키는 메커니즘에 대한 연구논문이 발표되었습니다. 그 논문에는 항산화 물질인 비타민 C가 오히려 강한 산화작용을 유도해서 암세포를 사멸시킨다는 사실, 그뿐만 아니라 정상세포에는 아무런 손상도 입히지 않는다는 사실이 담겨 있습니다. 다른 연구에서는 비타민 C 혈중농도가 400mg/dℓ에 도달하면 강한 항암효과가 발휘된다는 점도

제시되었습니다. 이에 따라 400mg/㎗의 농도가 정맥주사의 목
표치가 되었습니다. 비타민 C가 암세포를 공격하는 상세한 메커
니즘에 대해서는 3장에서 다시 설명하겠습니다.

CASE 2 종양 표지자 수치가 감소한 70세 남성

이 남성은 1년 6개월 전에 위암 수술을 하였고, 총 5회의 항암제
치료를 받았습니다. 그로부터 9개월 후, 폐와 뼈에 전이가 보여
서 항암제 치료를 재개하였으나 효과가 충분히 나타나지 않았습
니다. 6개월 뒤에는 복막파종까지 진단되었으며 종양 표지자 수
치인 CEA도 상승하기 시작했습니다.

　주치의로부터 적절한 치료 수단이 없다는 말을 들은 후, 비타
민 C 고용량 정맥주사요법을 시작했습니다. 주 2회의 치료를 받
은 지 1개월이 지나서 CEA를 측정했더니, 치료 시작 전 10.2였
던 수치가 7.2로 낮아졌습니다. 아직 CT 등 영상 평가를 받지 않
아서 종양의 축소를 확인하지는 못했으나, 지금도 정맥주사요법
을 계속하고 있습니다.

② 항암치료에 의한 삶의 질 저하 방지

항암제나 방사선 등을 이용한 항암치료는 종종 고통을 수반합

니다. 속이 울렁거려서 식사를 못하는 경우도 자주 있습니다. 이 때문에 영양상태가 나빠져서 컨디션이 악화되고 합병증을 일으키는 것이 기존 항암치료에서 자주 보이는 경과입니다.

비타민 C 정맥주사요법은 기존 치료법에서 오는 부작용을 감소시킵니다. 식사를 할 수 없어도 영양이 공급되기 때문에 영양상태의 저하를 최소한으로 막을 수 있습니다.(감수자 주 비타민 C 정맥주사 시에는 비타민 C와 여러 영양소를 섞어서 주사하는 칵테일 요법을 주로 사용합니다.) 이에 따라 면역력이 유지되어 합병증이 잘 일어나지 않게 됩니다.

예를 들어 주치의에게 6개월 시한부 선고를 들은 분이 있다고 칩시다. 혹여 시한부 기간을 늘리지 못했다 하더라도 그 6개월 동안 삶의 질을 높일 수 있다면, 그것만으로도 상당히 큰 효과입니다. 6개월을 내내 침대에 누워서 보내는지, 수명이 다하는 순간까지 자기다운 삶을 살 수 있는지는 환자 본인이나 가족들에게 있어서 의미가 완전히 다릅니다. 비타민 C 고용량 정맥주사요법은 환자가 여생 동안 존엄을 지키며 사는 데에 커다란 역할을 합니다.

③ 항암제, 방사선요법 등 항암치료로 인한 부작용의 경감

울렁거림이 잦아들면 수면의 질이 좋아지고, 방사선요법에 의한 피부의 흉터가 깨끗해지고, 식사도 편히 할 수 있게 되는 등의 효과가 나타납니다. 앞서 폐암이 소실된 A씨의 치료사례에서도 매우 분명하게 효과가 있었습니다.

경부에 방사선 치료를 받으면 점막 손상 때문에 침을 삼키는 일조차 고통스러워지는 경우가 있습니다. 일종의 방사선 치료 부작용인 셈입니다. 그러나 비타민 C 정맥주사를 시작하고 나서 이러한 부작용이 상당히 경감되었다는 환자도 있었습니다.

항암제나 방사선 치료를 받으면 울렁거림이 심해져서 식사를 하지 못하고, 이로 인해 영양상태가 저하되어 점점 부작용이 심해지는 악순환에 빠져들게 됩니다. 울렁거림을 가라앉힐 수 있다면 그런 악순환을 멈출 수 있게 됩니다.

항암제의 대표적인 부작용인 탈모에 관해서는 효과가 명확히 입증되지 않았습니다. 그러나 A씨의 치료 사례에서처럼 방사선 치료를 받은 부분이 계속 탈모 상태였다가 비타민 C 정맥주사를 시작하고 나서 머리카락이 자라났던 경우도 있었습니다. 항암제와 정맥주사를 병행했더니 항암제 치료만 받을 때보다 머리카락이 덜 빠졌다는 환자들도 있었습니다.

CASE 3 부작용이 줄어든 43세 여성

D씨는 유방암 수술 후 30회에 걸쳐 총량 60그레이의 방사선 치료를 받았습니다. 부작용이 굉장히 심해서 방사선 치료를 받

으면 격한 운동을 하고 난 것처럼 지치고 무기력했다고 합니다. 그러다가 치료과정의 중반부터 비타민 C 고용량 정맥주사를 병행했더니 무력감이 덜하고 식욕이 좋아졌습니다. 방사선 치료가 종료된 후에는 금세 건강한 일상생활을 할 수 있게 되었고 직장에도 복귀했습니다.

이 치료 사례에서 특별히 주목해야 할 부분은 피부 증상의 개선이었습니다. 방사선 치료 부작용의 하나로 국소적인 피부 손상이 있습니다. 특히 피부의 색소침착이나 말초신경의 통증이 장기화 되는 경우도 꽤 있습니다. 피부의 변화는 여성에게 있어서 미용적인 측면의 고통을 주기 때문에, 때때로 심각한 문제가 되기도 합니다. 원래 상태로 자연스럽게 회복되기까지 보통 수개월에서 1년이 걸리며, 경우에 따라서는 평생 동안 원래의 깨끗했던 피부로 돌아가지 못하는 분들도 있습니다.

이 치료 사례에서는 약 1개월 만에 피부색의 변화, 색소침착 등이 완전히 사라지고 원래의 깨끗한 피부 상태로 회복되었습니다. 환자 본인도 주치의로부터 반년에서 1년은 걸릴 거라는 이야기를 듣고 각오를 하고 있었던 터라 굉장히 기뻐했습니다.

④ 합병증의 예방

항암제나 방사선 치료를 받으면 감염 등의 합병증이 목숨을 위협하는 경우가 많습니다. 항암제와 방사선 치료에는 골수 억제라는 심각한 부작용이 있어서 백혈구 등 골수에서 만들어져야 할 혈액세포의 생성이 일시적으로 저하되기 때문입니다. 그 때문에 백혈구의 수가 적어지는 것입니다.

백혈구는 면역을 담당하는 세포라서 수가 적어지면 여러 합병증에 감염되기 쉬워집니다. 합병증의 감염은 컨디션을 악화시키고, 심한 경우에는 생명을 위협하기도 합니다.

비타민 C는 면역을 담당하는 대표적인 비타민입니다. 비타민 C 자체에 면역효과가 있으며, 특정 바이러스에 대한 직접적인 효과도 인정받고 있습니다. 체내에 비타민 C가 충분하면 영양상태가 개선되기 때문에 합병증 등의 예방에도 도움이 됩니다. 직접적으로도 효과가 있고, 간접적으로도 영양상태가 좋아져서 합병증을 막게 되는 것입니다.

⑤ 정신적 스트레스의 완화

병에서 비롯되는 직접적인 스트레스와 암에 걸렸다는 정신적인 스트레스, 항암제 치료에서 오는 스트레스 등 암 환자는 몸과 마음에 큰 스트레스를 받게 됩니다. 스트레스는 체내에서 비타민 C를 많이 소비하게 합니다. 그 결과, 면역력이 저하되어 더욱 스트레스에 취약한 상태에 빠져듭니다. 정신적인 스트레스를 완화하고 면역력을 높이기 위해서는 다량의 비타민 C가 필요합니다. 비타민 C가 공급되어 전체적인 영양 밸런스가 개선되는 것 역시 스트레스 완화에 도움이 됩니다.

암을 극복한 환자로부터 "재발하지 않으려면 어떻게 해야 하나요?"라는 질문을 자주 받습니다. 이는 굉장히 어려운 질문입니다. '이것만 하거나 저것만 하지 않으면 절대 재발하지 않는다.'라고 정해진 것이 없기 때문입니다. 예전에는 "과도한 스트레스를 받지 않도록 하세요."라고 밖에 할 말이 없었습니다. 그러나 지금은 그와 더불어 비타민 C 정맥주사를 추천할 수 있습니다.

다량의 비타민 C는 선택적으로 암세포만을 죽이는 효과가 있습니다. 따라서 정기적으로 비타민 C를 투여하면 몸속에 생긴 암세포를 제거하여 재발 가능성을 줄일 수 있습니다. 물론 비타민 C 정맥주사만으로 완전히 암을 예방할 수 있는 것은 아닙니다. 많은 양의 과일과 채소, 식이섬유, 오메가 3 지방산이 함유된 식생활, 적절한 운동, 수면, 건강한 인간관계 등 여러 요소들이 암의 예방에 공헌한다는 사실 또한 분명합니다.

CASE 4 재발 예방을 목표로 하고 있는 59세 남성

B씨는 5개월 전에 침샘암 수술을 받았고, 이후 3개월 동안 방

사선 치료를 받았습니다. 수술을 실시한지 4개월 뒤에 촬영한 흉부 CT결과, 폐에 작은 결절 음영이 보여서 전이 가능성을 판독 받았습니다. B씨는 추가 정밀검사를 하거나 치료 받기를 희망했지만 음영이 상당히 작았기 때문에 2개월 후에 재검을 해보고 커졌을 경우에 치료를 시작하자는 계획을 의사로부터 들었습니다.

그러나 암이 커질지도 모르는 상황에서 아무것도 하지 않은 채 기다린다는 건 굉장히 불안한 일입니다. 그때 지인으로부터 비타민 C 고용량 정맥주사요법에 대해 듣고 우리 병원으로 찾아왔습니다. 만약 암에 효과가 있다면 정말 좋은 일이고, 적어도 지금까지 받은 치료에서 입은 손상을 빨리 회복할 수 있다는 것만으로도 좋은 기회라 생각한다고 했습니다. 무엇보다 암이 재발했을지도 모르는데 아무 조치도 하지 않고 기다리기만 한다는 정신적 스트레스에서 벗어나고 싶은 마음으로 비타민 C 치료를 결정했습니다.

지금까지 주 1~2회씩 모두 7회의 치료를 받았습니다. 원래 자각증상은 없었고, 비타민 C 정맥주사 시작 전과 후에 신체적으로 큰 변화는 없었지만 '치료를 받고 있다'는 정신적 효과가 크다고 합니다.

볼 때마다 건강해져 가는 환자들

비타민 C 고용량 정맥주사요법에는 지금까지 설명한 것과 같은 다양한 효과가 있습니다. 실제로 치료를 받고 있는 환자들은 각자의 상태에 따라 조금씩 다른 효과를 느끼고 있으리라 생각합니다. 그러나 그들을 가까이 보면서 느끼는 공통적인 특징은 맨 처음 상담을 받으러 오셨을 때보다 두 번 세 번 치료 횟수를 거듭할수록 건강해져 간다는 점입니다. 치료 전과 후에 발걸음이 달라지는 경우마저 있을 정도입니다.

우선, 표정이 밝아집니다. 이는 아마도 피부 윤기의 영향도 있는 것 같습니다. 식욕이 생기면서 영양상태가 개선되어 건강해지는 부분도 있습니다. 비타민이 보충됨으로써 영양상태가 좋아지고, 영양상태가 좋아지면 몸이 건강해지니까 활동을 많이 하게 되고, 활동을 많이 함에 따라 또 식욕이 생기는 선순환이 이어지는 것이라고 생각합니다.

암 자체가 작아지는 효과는 환자에 따라 다릅니다. 하지만 컨디션과 영양상태의 수준을 높게 유지하고, 항암치료의 부작용을 확실히 경감시키며, 합병증을 예방하는 효과까지를 전부 포함하면, 이 치료법이 환자에게 대단히 큰 공헌을 한다는 사실을 실감할 수 있습니다.

평소와 똑같이 계속 일할 수 있다

현재 우리 클리닉의 많은 환자들이 비타민 C로 치료를 받고 있습니다. 그 중에서 암수술 이후에 재발 방지를 위해 정맥주사를 맞는 분을 제외하면, 말 그대로 암과 싸우고 있는 분들이 70% 정도입니다. 비타민 C 치료는 암세포가 사라지는 효과를 나타낼 뿐만 아니라 암의 진행을 억제하는 효과도 있습니다.

기존의 항암제나 방사선 치료는 부작용 때문에 직장에 못 나가게 되거나 일상생활에 제한이 생기는 경우가 많았지만, 비타민 C 고용량 정맥주사요법을 병행하면 치료 전과 거의 다름없이 일상생활을 하면서 항암치료를 받을 수 있게 됩니다. 만약 이 치료를 받지 않았다면 일을 계속하지 못했을 거라고 말하는 분들이 많이 있었습니다. 항암제나 방사선 치료를 하면서도 일할 수 있다는 점은 환자에게 있어서 굉장히 큰 효과입니다.

한 환자를 예로 들겠습니다. 49세의 여성으로 대장에 암이 있고 방광 등 주변 장기에도 침윤이 있어서 암의 수술적 제거가 불가능한 분이었습니다. 항암제 치료를 3회 정도 받았지만 부작용이 심해서 내복치료(경구용 항암제)로 변경했고, 그 즈음부터 비타민 C 고용량 정맥주사도 병행했습니다. 그로부터 1년 이상 경과했고 암이 소실된 것은 아니지만 진행이 억제되어 활기차게 일을 계속하고 있습니다. 만약 비타민 C 정맥주사가 아니었다면 일을 하기 어려웠을지도 모릅니다.

지금까지의 항암치료 경험을 비추어 보면, 비타민 C 정맥주사 요법을 하지 않았다면 몸 상태가 나빠졌을 거라고 생각되는 경우가 많았습니다. 영양상태가 나빠져서 심하게 마르고 직장에 못 나가는 상황이 된다 해도 이상할 것 없는 환자가 활기차게 일하며 생활하는 경우도 많았습니다.

비타민 C 자체에는 부작용이 없기 때문에 혹시 암을 치료하는 효과가 없었더라도 항암제나 방사선 치료를 했을 때처럼 상태가 나빠지는 일은 없습니다. 적어도 영양상태가 좋아지는 효과만큼은 확실하고, 이 치료를 받길 잘했다고 생각하는 분들이 더 많지 않을까 싶습니다.

한 대장암 환자도 항암제 치료를 위해 입원과 퇴원을 반복하고 있지만 비타민 C의 효과를 느끼고 있다고 말했습니다. 1~2주 간 입원한 뒤에 오랜만에 비타민 C 정맥주사를 맞으면 몸 상태가 상

당히 좋아지고, 비타민 C 정맥주사요법을 병행하기 시작한 후로
는 인공 항문 부위의 감염이나 점막 손상이 사라졌다고 합니다.

CASE 5 표준적 치료 후, 체력이 회복된 67세 여성

F씨는 8개월 전에 난소암 수술을 받았습니다. 그 후 4주 간격으
로 3회 정도 항암제 치료를 받았습니다. 그 치료가 끝난 지 3개
월 쯤 후에 비타민 C 고용량 정맥주사요법의 존재를 알게 되어
기후현에서 통원하며 정맥주사 치료를 받기 시작했습니다.

처음 치료를 받은 다음 날, 여동생과 관광버스를 타고 도쿄 시
내를 관광한 후, 밤 9시가 넘어서 귀가했는데도 피곤함을 전혀
느끼지 않아서 무척 놀랐다고 합니다. 이전까지는 수술한 뒤에
는 입원, 항암제 치료 기간에는 자택에서 휴양하는 것이 전부였
기 때문에 잠시 외출하는 것만으로도 굉장히 피로를 느꼈던 모양
입니다.

그 후로도 비타민 C 치료를 거듭할수록 피로가 호전되는 것을
실감할 수 있다며 굉장히 기뻐했습니다. 또한 이 치료를 받음으
로써 '재발하지 않을까?' '전이된 건 아닐까?' 하는 불안감이 사라
져서 마음이 안정되는 효과도 있다고 전했습니다.

지금까지 비타민 C 고용량 정맥주사의 효과에 대해 설명했습니다. 하지만 안타깝게도 치료를 받은 환자들 중에 이미 돌아가신 분도 있습니다. 시작한 시기가 너무 늦었다는 것도 하나의 이유일 수 있지만, 이 치료가 암에 통하지 않았다는 뜻이기도 합니다. 항암제나 방사선 치료가 100% 효과를 나타내는 치료법이 아닌 것처럼, 비타민 C도 만능은 아닙니다. 하지만 항암 작용에 있어서는 만능이 아니라고 해도, 지금까지 살펴본 것과 같이 부작용을 경감시키고 컨디션을 양호하게 유지하는 등 환자의 삶의 질을 향상시키는 효과만큼은 분명하다고 생각합니다.

3

비타민 C가
**암세포를
죽인다**

2장에서 살펴보았듯이 비타민 C 고용량 정맥주사요법은 무척 다양한 효과를 발휘합니다. 그렇다면 비타민 C는 어떻게 암세포를 죽이는 걸까요? 이 장에서 그 메커니즘에 대해 설명하겠습니다.

인간은 비타민 C를 스스로 만들어내지 못한다

대부분의 포유동물은 체내에서 비타민 C를 만들 수 있습니다. 그러나 인간을 포함한 영장류, 모르모트, 큰 박쥐류는 체내에서 비타민 C를 만들지 못합니다. 이 동물들을 제외한 거의 대부분의 포유동물들은 간 속에 포도당을 비타민 C로 합성하는 효소를 가지고 있습니다. (70쪽 그림 참조)

체내에서 비타민 C를 만들 수 있는 야생동물은 질병에 잘 걸리지 않습니다. 걸렸다고 해도 비타민 C의 생성량을 늘려서 대처할 수 있습니다. 예를 들어 건강한 염소는 하루 6,000~12,000밀리그램의 비타민 C를 만들 수 있습니다. 그러나 병에 걸리면 스스로 하루 100,000밀리그램의 비타민 C를 합성합니다.

인간은 이렇게 할 수 없습니다. 몇 백만 년 전, 인간의 선조는

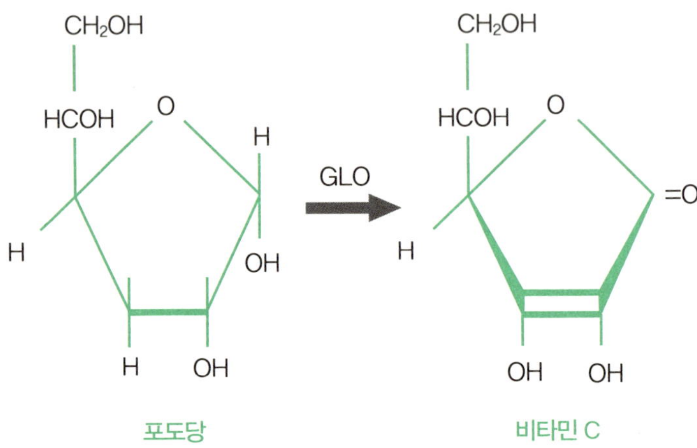

그림과 같이 포도당과 비타민 C의 구조는 굉장히 닮아 있다. L 글루노락톤 산화효소(GLO, L-gulonolactone oxidase)가 있으면 포도당으로부터 비타민 C를 만들 수 있기 때문이다. 인간을 비롯한 몇몇 종류의 동물에게는 이 효소가 없다.

체내에서 비타민 C를 합성하는 능력을 잃어버렸다고 합니다. 과일 등 비타민 C가 풍부한 식물이 많은 지역에 살았기 때문에 스스로 비타민 C를 만들 필요가 없어졌고, 진화과정 중에 체내에서 비타민 C를 합성하는 능력을 아예 잃고 만 것입니다.

인간은 식물을 통해 비타민 C를 섭취해야만 합니다. 인간과 마찬가지로 비타민 C를 체내에서 만들지 못하는 원숭이나 고릴라는 식물을 통해 하루 2,000~3,000밀리그램의 비타민 C를 섭취합니다. 그러나 인간의 비타민 C 섭취량은 매우 적습니다. 따라서 암과 같은 중병에 걸렸을 때는 정맥주사를 통해 다량으로 흡수할 필요가 있습니다. 다른 동물이 병에 걸렸을 때 체내에서 비타민 C를 대량으로 합성하는 것과 동일한 기능을 정맥주사가 대신하는 것입니다.

산화 스트레스가 암의 원인이다

약간 전문적인 이야기를 하겠습니다. 보통 원자는 원자핵을 중심으로 하여 각 전자 궤도에 2개의 전자가 대칭으로 존재합니다. 드물게 대칭이 아닌 전자가 존재하는데 이것을 외톨이 전자 Unpaired Electron라고 하며, 이 외톨이 전자를 가진 분자나 원자를 활성산소 또는 자유기Free Radical라고 합니다. 외톨이 전자를 가진 활성산소는 상당히 불안정하며 다른 분자와 반응하기 쉽고, 파괴적인 작용을 하기도 합니다.

활성산소는 암의 발생 원인 중 하나입니다. 활성산소가 세포를 손상시켜서 암이 발생하기 때문입니다. 그리고 이 활성산소를 증가시키는 것이 '산화 스트레스'입니다. 산화 스트레스에는 다음과 같은 것들이 있습니다.

① 물리적 손상

방사선 피폭, 전자파, 외상, 자극성 물질 등입니다. 대표적인 자극성 물질 중에는 요즘 커다란 사회적 문제로 제기되고 있는 석면이 있습니다.

② 화학물질

발암물질이라고 일컬어지는 유해 화학물질이나 중금속, 농약 등이 여기에 해당합니다.

③ 노화

나이를 먹어감에 따라 산화 스트레스에 저항하는 힘이 약해지면서 활성산소에 의한 손상이 축적됩니다. 만성적인 합병증에 감염되거나 영양소가 부족한 상태가 계속되어도 암이 발생하기 쉬워집니다.

④ 만성적인 정신적 스트레스

배우자와 사별하거나 심각한 경제적 문제 등으로 고독감이나 우울한 상태에 빠져드는 것도 산화 스트레스를 증가시키고 암을 일으키는 원인이 됩니다.

비타민 C는 항산화 작용으로 암을 막는다

비타민 C에는 산화를 방지하는 성질이 있습니다. 일상 속에서 예를 들어보면, 사과의 껍질을 벗겨서 그대로 두면 공기 중의 산소에 의해 사과 표면에 산화반응이 일어나서 갈색으로 변합니다. 그러나 껍질을 벗긴 사과에 레몬즙을 짜서 발라두면 갈색으로 변하지 않습니다. 레몬즙에는 항산화 물질인 비타민 C가 들어 있어서 산화에 의한 사과의 갈변을 막아주기 때문입니다.

비타민 C는 화학적으로 말하면 '아스코르빈산'입니다. 아스코르빈산은 다른 분자에게 전해줄 수 있는 전자 2개를 가지고 있다는 특징이 있습니다. 즉, 아스코르빈산은 외톨이 전자를 가진 활성산소에게 전자를 전해줄 수 있습니다.

활성산소는 조직에 산화 스트레스를 발생시키고, 조직에 상처

 비타민 C 암환자를 살린다

를 입히는 성질을 가지고 있습니다. 이 활성산소에 아스코르빈산이 전자를 줌으로써 손상이 일어나지 않게 됩니다. 즉, 활성산소는 아스코르빈산으로부터 전자를 받아서 환원 상태가 됩니다. 전자를 내어준 아스코르빈산은 전자를 잃고 산화됩니다.

산화작용에 의해 암세포를 죽이는 비타민 C

비타민 C는 산화를 억제하는 대표적인 항산화 물질이지만 한편으로는 산화반응을 촉진하는 성질도 가지고 있습니다. 비타민 C는 매우 강력한 활성산소인 과산화수소를 발생시킵니다. 과산화수소는 암세포에게만 유해한, 즉 암세포만을 공격하는 물질입니다. 과산화수소가 암세포를 죽이는 원리는 다음과 같습니다.

암세포는 카탈라아제의 활성이 낮다는 특징이 있습니다. 카탈라아제는 과산화수소를 중화시킬 수 있는 효소이며, 정상세포는 과산화수소의 악영향을 방지하기 위해 카탈라아제 활성이 높게 유지됩니다. 암세포는 카탈라아제 활성이 낮기 때문에 과산화수소로부터 공격받기 쉬운 환경에 놓여 있습니다.

또한, 암세포는 포도당을 정상세포보다 더 많이 흡수하는 성질이 있으며, 포도당과 구조가 닮은 비타민 C는 암세포에게 쉽게 흡수되는 특징이 있습니다. 따라서 암세포에 정상세포보다 많은 과산화수소가 발생하기 쉬워지게 됩니다.

이와 같이 비타민 C는 상당히 독특한 성질을 가지고 있습니다. 강력한 항산화 물질이면서 동시에 산화를 촉진하는 성질도 갖고 있습니다. 비타민 C는 강력한 항산화 물질로서 손상된 세포나 조직을 회복시키고 면역 기능을 높이는 효과가 있습니다. 또한, 이와 함께 과산화수소라는 산화 물질을 생성시키는 기능도 있습니다. 과산화수소는 암세포를 죽게 만듭니다.

비타민 C의 항암치료 원리

최근 미국 국립보건원에서도 동일한 연구결과가 나왔습니다. 그곳에서 2가지 실험이 이루어졌는데, 그 중 한 실험에서 비타민 C를 대량으로 투여한 경우에 조직 내에서 과산화수소가 확실하게 생성된다는 사실을 보여주었습니다. 또 하나의 실험에서는 배양한 암세포를 고농도 비타민 C에 노출시켰을 때 세포가 사멸한다는 사실을 분명하게 밝혀냈습니다.

'고농도 비타민 C를 정맥주사함으로써 활성산소를 소실시켜 산화를 방지하고, 암세포에게 유해한 과산화수소의 생성을 촉진한다.' 이것이 비타민 C 고용량 정맥주사의 원리입니다.

제가 항암치료에 있어서 비타민 C가 필수라고 생각하는 이유는 다량의 비타민 C가 천연항암제 같은 기능을 하기 때문입니다. 모든 항암치료에는 산화 촉진 작용이 있습니다. 항암제와 방사선 치료 둘 다 산화를 유도합니다. 그러나 다량의 비타민 C는 암세포의 산화를 유도하는 한편, 정상세포에는 산화를 유도하지 않고 오히려 항산화 물질이 됩니다.

항암제나 방사선요법은 암세포를 파괴하는 동시에 건강한 세포에게도 피해를 줍니다. 그러나 비타민 C는 암세포를 파괴하지만 정상세포에는 유익합니다. 이것이 비타민 C의 흥미롭고 독특한 특징입니다.

산화 스트레스에 장기간 노출되면 세포가 손상을 입습니다. 산화 스트레스에 대해 어떠한 조치도 취하지 않으면 손상된 세포가 언젠가 암세포로 변합니다. 스트레스로 암이 발생했다면, 다량의 비타민 C로 암세포의 산화를 촉진하여 아포토시스apoptosis, 즉 세포의 자연사를 유도할 수 있습니다.

비타민 C는 암세포의 사멸을 촉진하며, 암으로 변화하지 않은 세포에 대해서는 산화 스트레스로 인한 손상을 회복하는 데 도움을 주고, 정상세포는 산화 스트레스로부터 보호합니다. 이런 식으로 비타민 C는 암에 대해 3단계의 효과를 나타냅니다.

이처럼 비타민 C에 의한 항암치료 연구가 진행되어 효과를 입증하고 있습니다. 그러나 이렇게 진행되기까지의 길은 순탄치 않았습니다. 지금까지 진행된 비타민 C 연구의 역사를 되짚어 보겠습니다.

비타민 C의 치료효과가 입증되기까지

비타민 C로 암이 낫는다는 연구

1970년대에 노벨상을 두 번 수상한 미국의 과학자 라이너스 폴링 박사는 미국의 비타민 C 일일권장량RDA, Recommended Daily Allowance이 부적합하며, 권장량으로 규정된 기준치를 뛰어넘는 비타민을 투여하면 치료효과가 있을 뿐만 아니라 건강을 해치지 않고 오히려 건강 유지에 대단히 유익하다고 주장했습니다.

폴링 박사가 주장한 것은 '예방 수단으로서의 비타민'에서 '치료 수단으로서의 비타민'으로의 개념 전환입니다. 이 개념은 논쟁을 불러일으켰습니다. 그리고 이 새로운 견해가 의학계에 받아들여지기까지 30년이라는 긴 시간이 걸렸습니다. (아브라함 호퍼, 라이너스 폴링의 책《Healing Cancer》에서 인용)

폴링 박사는 카메론 박사와 함께 비타민 C가 암 환자의 생존 기간을 연장시킨다는 내용의 논문을 발표했습니다. 여기서 사용한 치료법은 정맥을 통해 비타민 C를 투여하는 방법이었습니다.

카메론 박사는 여러 종류의 암으로 고통 받는 환자들을 대상으로 고용량의 비타민 C를 투여하는 임상연구를 진행했습니다. 그는 화학요법이나 방사선 치료마저 듣지 않게 된 말기 암 환자에게 비타민 C를 10그램씩 매일 경구투여하고, 일정기간 동안 10그램씩 매일 정맥투여한 다음, 경구투여를 지속하는 치료를 시행했습니다. 카메론 박사는 이 요법으로 환자의 삶의 질이 향상되었고 생존기간도 큰 폭으로 연장시킬 수 있었다는 결과를 발표했습니다.

비타민 C 항암치료는 의학계로부터 무시당해왔다

곧이어 이 결과에 반론을 제기하는 논문이 나왔습니다. 동일하게 10그램의 비타민 C를 투여했지만 효과가 없었다는 내용이었습니다. 그러나 이 실험에서는 경구투여만 했을 뿐, 정맥투여를 실행하지 않았습니다. 그 결과를 바탕으로 비타민 C 고용량 투여가 암 환자에게 아무 효과가 없다고 보고한 것입니다.

당시 이 논쟁은 더 이상 발전되지 않았습니다. 그 후로 비타민 C를 이용한 항암치료가 크게 주목받지 못한 채 30년의 세월이 흘러버렸습니다. 항암연구가 거듭되고 새로운 항암제 개발이 활발히 이루어지면서 '비타민 C 따위….' 하는 생각이 만연했을 것이고, 폴링 박사가 의사가 아니라는 점도 미국 의학계로부터 외면 받은 원인이었을지 모릅니다. 반론을 제기한 논문이 메이요 클리닉이라는 상당히 권위 있는 의료기관에서 발표되었기 때문에 '메이요 클리닉이 실시한 연구에서 효과가 없었다면 아마도 그럴 것이다.'라는 생각이 일반적인 상식이 되어버린 것으로 보입니다.

여기서 다시 한 번 정리하면 다음과 같습니다.

카메론과 폴링 하루에 비타민 C 10그램을 10일간 정맥주사로 투여. 경구투여도 병행.

메이요 클리닉 하루에 비타민 C 10그램을 10일간 경구로만 투여.

혈중농도가 핵심이다

메이요 클리닉의 연구방법과 차이가 있었기 때문에 카메론, 폴링 박사와 연구진은 자신들의 치료가 잘못되었다고 여기지 않았습니다. 그 후로도 연구를 계속해서 비타민 C가 항암치료에 효과가 있다는 사실을 하나하나 밝혀나갔습니다.

비타민 C를 경구로 투여하면 암세포를 사멸시키는 충분한 정도의 혈중농도까지 오르지 않는다는 데이터가 2004년에 발표되

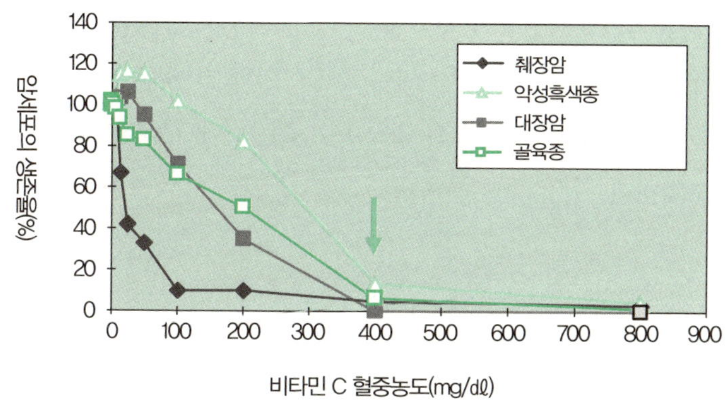

었습니다. '비타민 C 혈중농도'와 '암세포 생존율' 사이의 상관관계는 위의 그래프와 같습니다. 이 그래프는 비타민 C 혈중농도가 400mg/㎗가 되면 여러 종류의 암세포들이 죽는다는 사실을 보여줍니다. 암세포를 퇴치하기 위해서는 비타민 C 혈중농도가 중요합니다.

경구복용이 아니라 정맥주사여야 하는 이유

암세포를 죽이기 위해서는 비타민 C 혈중농도를 400mg/㎗까지 높일 필요가 있습니다. 일반인들의 비타민 C 혈중농도는 1~2mg/㎗ 정도입니다. 비타민 C를 경구로 섭취한 경우, 10그램 정도를 섭취해도 위장에서의 흡수 문제 때문에 혈중농도가 2~3mg/㎗까지밖에 오르지 않습니다. 같은 양을 정맥으로 투여하면 혈중농도가 25배 이상 높아진다는 자료가 있습니다. 투여량에 따라서는 경구투여와 정맥투여 사이에 70배나 차이가 납니다. 400mg/㎗라는 농도는 경구투여로는 절대로 도달할 수 없는 농도입니다.

비타민 C가 암세포를 죽인다

2005년에 비타민 C 항암치료에 있어서 결정적인 영향력을 갖는 〈비타민 C가 선택적으로 암세포를 죽인다―과산화수소를 조직으로 옮기는 전구약물Prodrug로서의 작용〉이라는 논문이 발표되었습니다.

이 논문은 〈미국 국립과학원 회보〉에 게재되었으며 비타민 C 치료의 메커니즘과 효과를 이해하는 데 있어서 굉장히 중요합니다. 비타민 C가 과산화수소를 발생시켜 산화적으로 암세포를 사멸시킬 뿐만 아니라 선택적으로 암세포만을 죽인다는 점을 명시하고 있습니다. 비타민 C가 스스로 암세포를 공격하는 것이 아니라, 암세포를 사멸시키는 과산화수소를 유도하는 역할을 한다는 사실을 알게 된 것입니다. 이 논문의 요점을 소개하면 다음과 같습니다.

비타민 C를 정맥주사로 투여하면 혈액 속에서는 과산화수소를 거의 발생시키지 않고 암 조직에까지 운반됩니다. 그런 다음, 암 조직에서 산화되어 과산화수소를 발생시키면 이것이 암세포를 죽입니다.

앞서 말씀드린 대로 정상세포에는 과산화수소를 분해하는 효소인 카탈라아제가 있기 때문에 손상을 입지 않습니다. 즉, 비타민 C는 과산화수소를 조직으로 운반하는 전구약물(그 자체는 약리 작용을 하지 않고 체내 대사를 통해 약으로서의 효과를 발휘하는 물질)로 작용하여 암세포만을 선택적으로 죽이는 것입니다.

이 논문은 비타민 C가 전구약물로서의 역할을 해내기 위해서는 혈중농도가 일정 수준 이상으로 높아야 한다는 점을 이야기하고 있습니다. 비타민 C 혈중농도에는 다양한 요소가 영향을 미칩니다. 예를 들면, 환자의 컨디션이나 암의 분포, 영양상태, 흡연 유무(비타민 C는 흡연에 의해 파괴됩니다.) 등이 있습니다. 이러한 요소들을 차치하면 정맥주사의 속도와 투여량이 중요한 역할을 합니다. 투여량이 많을수록, 투여 속도가 빠를수록 혈중농도가 쉽게 상승합니다.

87쪽 그래프는 우리 클리닉의 데이터입니다. 비타민 C를 7.5그램 투여했을 때의 비타민 C 혈중농도 평균치는 92mg/dl 입니다. 15그램을 투여하면 106mg/dl, 30그램을 투여하면

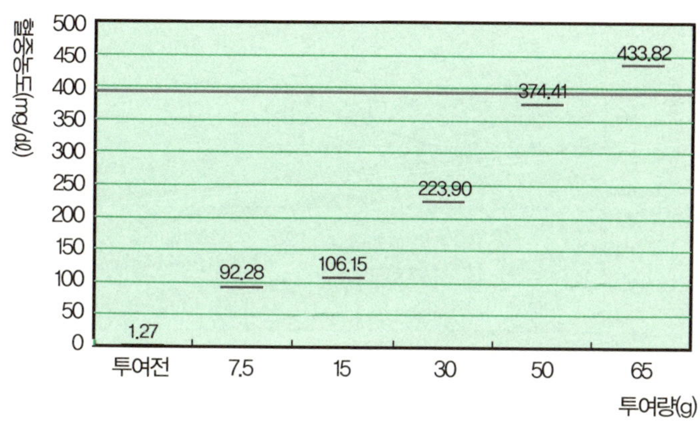

223mg/dℓ, 50그램 투여 시의 평균은 374mg/dℓ입니다.

이렇게 해서 목표치인 400mg/dℓ에 가까워져 갑니다. 65그램 투여 시에는 목표치를 넘습니다. 50그램을 투여했을 때, 46%의 사람들이 400mg/dℓ를 넘어섰습니다. 65그램을 투여했을 때는 73%의 사람들이 400mg/dℓ을 넘었습니다. 나머지 27% 중 대다수는 비타민 C의 양을 더 증가시켜도 혈중농도가 400mg/dℓ를 넘지 않았습니다. 이는 앞에서 설명했듯이 컨디션이나 암의 진행 정도, 흡연 유무 등 다른 요인이 영향을 끼치고 있기 때문이라고 생각합니다. 몸이 비타민 C를 굉장히 많이 소비하는 상태라

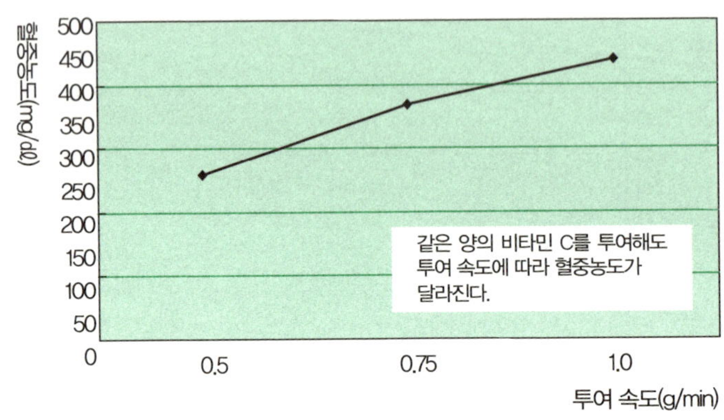

고 할 수 있습니다. 암 환자들은 사람에 따라, 혹은 같은 사람이라도 그때그때 컨디션에 따라 정맥주사 후의 혈중농도가 크게 달라집니다.

흥미로운 연구가 있습니다. 암 환자와 건강한 사람에게 각각 15그램의 비타민 C를 정맥주사하고 직후의 혈중농도를 조사했더니 암 환자의 혈중농도는 24~205밀리그램이었던 반면 건강한 사람은 160~240밀리그램이라는 결과가 나왔습니다. 이 결과는 암 환자의 비타민 C 혈중농도가 오르기 힘들고, 혈중농도는 사람에 따라 큰 차이가 난다는 사실을 보여주고 있습니다.

정맥주사 속도와 혈중농도의 관계에 대해 알아보겠습니다. 50 그램을 100분에 걸쳐, 그러니까 1분당 0.5그램의 속도로 투여하는 경우에는 비타민 C 혈중농도가 260mg/㎗ 정도밖에 되지 않습니다. 그러나 같은 50그램이라도 절반인 50분, 다시 말해 1분당 1그램의 속도로 투여하면 400mg/㎗를 넘어갑니다. (88쪽 그래프 참조)

즉, 같은 양이라도 더 빨리 투여하면 혈중농도가 높아지는 것입니다. 그러나 1분당 1그램을 넘는 투여는 안전상 위험하기 때문에 1분당 0.5~1그램 사이로 투여하는 것이 일반적입니다. 즉, 정맥주사 시간은 비타민 C를 50그램 투여하는 경우에는 50~100분, 75그램 투여하는 경우에는 75~150분이 됩니다.

비타민 C 고용량 정맥주사요법의 발전

이와 같이 2005년 논문으로 인해 비타민 C의 암에 대한 효과가 결정적으로 뒷받침되었습니다. 그러나 그보다 30년 전, 그러니까 폴링 박사의 논문이 부정당한 이후에도 폴링 박사의 친구인 리오단 박사는 비타민 C 고용량 정맥주사요법의 효과를 확신하고 있었습니다. 제가 이 요법에 대해 배우고 온 리오단 클리닉 역시 1975년에 리오단 박사에 의해 설립되었습니다.

리오단 박사가 처음 관심을 가진 분야는 비타민 C를 이용한 정신질환 치료였습니다. 그 후 영양소를 보충함으로써 환자들의 정신적, 육체적 상태가 좋아지는 모습을 보고 치료 대상을 넓혀 나갔습니다.

어느 날, 신장암이 폐에 전이된 60세의 남성 환자가 클리닉에

찾아왔습니다. 암 전문의로부터 더 이상 손쓸 방법이 없다는 이야기를 들은 뒤였습니다. 리오단 박사는 그 환자에게 비타민 C 투여를 고려했습니다. 리오단 박사 자신이 비타민 C 정맥투여를 안전하게 실시하고 있었고, 폴링 박사와 카메론 박사와도 친밀해서 그들의 실적도 잘 알고 있었기 때문입니다.

리오단 박사는 이 남성에게 주 2회 15그램의 비타민 C 정맥주사를 시작했고 큰 부작용도 없었기 때문에 비타민 C의 양을 25그램까지 늘렸습니다. 6주 정도 지나서 그 남성이 암 전문의에게 진찰을 받은 결과, 폐의 암 전이가 소실되어 있었습니다. 전문의는 깜짝 놀라면서 그가 받은 치료를 계속하게 했다고 합니다. 리오단 박사는 그 남성에게 주 2회씩 비타민 C 정맥주사를 지속했습니다. 남성은 식욕이 회복되어 컨디션이 상당히 좋아졌고, 마침내 암 전문의로부터 암이 완전히 소실되었다는 이야기를 들었습니다.

이 남성이 리오단 박사에게 있어서 첫 암 환자였습니다. 그 후로 리오단 박사는 암 환자들에게 비타민 C 고용량 정맥주사요법을 시행하기 시작했습니다.

1990년대에 접어들면서 리오단 박사는 항암치료 연구 프로젝트를 시작했습니다. 그는 이 연구 프로그램을 RECNAC이라고 명명했습니다. 거꾸로 읽으면 암을 뜻하는 CANCER입니다. 이 프로젝트를 통해 비타민 C 고용량 정맥주사에 관한 수많은 기초적, 임상적 데이터가 나왔습니다.

리오단 박사는 1975년부터 30년간 7만8천 건이 넘는 비타민 C 고용량 정맥주사요법을 시행했다고 합니다.

표준적 치료의 효과를 방해하지 않는 비타민 C

비타민 C는 항암제와 방사선 치료의 효과를 높여서 암세포에 대한 살상 효과(독성)를 강화하면서 정상세포에 대해서는 독성을 완화시키는 성질을 갖고 있습니다.

캔자스 대학 의학부에서 난소암 환자를 대상으로 한 연구가 진행되었습니다. 난소암 환자를 두 그룹으로 나누어서 양쪽 그룹 모두에게 난소암의 표준적인 항암제 치료를 실시하되, 한쪽 그룹에는 고용량 비타민 C 정맥주사를 병행하는 연구였습니다.

항암 치료 전문가들은 비타민 C를 정맥주사하는 것이 항암제의 치료 효과를 방해할 가능성이 있다고 생각하고 있었습니다. 항산화 물질인 비타민 C가 항암제의 산화적 메커니즘과 상반되는 작용을 한다고 생각했기 때문입니다. 그러나 실제는 달랐습니다. 비타민 C를 고용량으로 투여하자 비타민 C가 세포 안과 바깥쪽에 과산화수소를 생성시키고, 암세포에 대해서는 산화 스트레스를 유발하여 화학요법의 산화작용과 합쳐지면서 시너지 효과를 가져왔습니다. 즉, 항암제와 병행해서 비타민 C 고용량 정맥주사요법을 시행하면 항암제의 부작용을 경감시키면서 항암제의 암세포 사멸 능력을 높일 수 있는 것입니다.

뿐만 아니라 비타민 C 요법이 암 환자의 통증을 완화시킨다는 사실이 임상적으로 확인되었습니다. 이에 대해서는 몇 가지 메커니즘을 생각해볼 수 있습니다. 간접적으로 스테로이드의 생산을 촉진함으로써 항염증 작용을 하고, 혈액 속의 칼슘 수치를 낮추어 뼈의 칼슘 흡수를 촉진합니다. 그 결과, 뼈의 통증이 완화됩니다. 암 환자에게 있어서 통증 완화는 의미가 큽니다. 그리고 비타민 C는 신체의 에너지 생산에도 기여합니다. 부작용의 정도는 컨디션에 의해서도 좌우됩니다. 에너지 수준을 높게 유지함으로써 항암제의 부작용이 완화될 가능성도 높일 수 있는 것입니다.

4

주제로 한
최신 연구들

비타민 C 효과에 관한 연구들

2005년에 미국 국립보건원에서 비타민 C가 암세포를 죽이는 메커니즘에 관한 논문을 발표한 후, 전 세계에서 암과 비타민 C에 대한 다양한 연구가 이루어졌습니다. 여기에서는 2007년부터 2008년에 걸쳐 논문으로 발표된 '암에 대한 비타민 C의 효과'에 관한 세 개의 연구를 중심으로 최신 연구성과를 간단히 소개하겠습니다.

① 비타민 C가 삶의 질을 개선한다

「비타민 C 고용량 정맥주사요법이 말기 암 환자의 삶의 질에 미치는 효과」 J Korean Med Sci 2007; 22:7–11

외래 통원치료 중인 말기 암 환자 39명(남성 20명, 여성 19명)에게 10그램의 비타민 C 정맥주사를 3일 간격으로 2회, 4그램의 비타민 C를 경구로 일주일간 투여하여 비타민 C에 의해 삶의 질이 개선되는지를 검토했습니다.

암의 종류는 위암, 대장암이 많았는데 각각 10명, 9명이었으며 그 외에는 폐암, 유방암, 간암 등으로 다양했습니다. 삶의 질 평가에서는 EORTCEuropean Organization for Research and Treatment of Cancer의 질문표를 사용하여 비타민 C 투여 전과 투여 후에 환자가 스스로 질문표에 답하도록 했습니다. 환자가 스스로 답하기 곤란한 경우(질문표에 기입할 수 없거나 질문을 확실히 이해할 수 없는 등)에는 환자와 대화를 나누거나 간병하는 사람이 대신 답하도록 하였습니다.

질문표의 내용은 전반적인 건강, 삶의 질, 다섯 가지 기능(신체적 측면, 정신적 측면, 인지적 측면, 사회적 측면, 역할적 측면), 병증(피로감, 울렁거림이나 구토, 통증, 호흡곤란, 식욕저하, 수면장애, 변비, 설사 등)으로 질문에 답하는 시점의 상태를 기준으로 각 항목 당 0~100점의 점수를 매기게 했습니다.

비타민 C 투여를 통해 전반적인 건강의 평균 점수가 36±18점에서 55±16점으로 상승했고, 신체적 측면, 심리적 측면, 인지적 측면, 사회적 측면에서의 기능개선이 있었으며, 병증에서는 피로감, 울렁거림이나 구토, 통증, 식욕저하, 수면장애의 개선이 나타나는 결과를 얻었습니다.

이 연구는 비타민 C로 암을 치유하려는 것이 아니며, 어디까지나 암 환자들의 삶의 질 개선에 중점을 두고 있습니다. 말기 암 환자에게 있어서 컨디션을 잘 유지하고 삶의 질을 높이는 것은 병증을 최소한으로 낮추는 것과 함께 굉장히 중요한 의미를 갖습니다. 앞으로도 수많은 연구에 의해 이러한 사실들이 계속 검증되어간다면 비타민 C 요법이 항암치료에 있어서 하나의 큰 역할을 하게 될 것입니다.

② 비타민 C 고용량 정맥주사요법은 안전한 치료법이다

「진행성 악성 종양 환자에 대한 비타민 C 정맥주사요법 제1상 임상시험」 Annal of Oncol 2008

치료에 관한 제1상 임상시험은 치료약의 적절한 투여량 결정과 안전의 확인을 위해 행해집니다. 그 결과를 기초로 제2상 임상시험에서 치료효과를 검토합니다. 이 임상치료는 비타민 C 투여량 결정과 부작용에 대해 확인하는 것이 주요 목적입니다.

이 연구에서는 표준적인 항암치료가 통하지 않게 된 24명(남성 16명, 여성 8명)의 진행 암 혹은 혈액 악성 질환 환자에게 체중 1킬로그램 당 0.4그램, 0.6그램, 0.9그램, 1.5그램 중 한 가지 양의 비타민 C를 주 3회씩 투여했습니다. 그 결과, 1.5g/kg을 주 3회 투여해도 심각한 부작용이 없었고, 안전하게 투여할 수 있다는 점이 확인되었습니다. 실제로 나타난 부작용은 두통, 현기증,

울렁거림, 얼굴 홍조 등이었습니다.

수년 전에도 네브래스카 대학에서 행해진 제1상 임상시험에서 하루 10~50그램의 비타민 C를 지속적으로 정맥투여하여 큰 부작용이 없다는 사실을 밝혀낸 적이 있습니다. 그러나 이 연구에서는 투여량이 더 많아서 1.5g/kg인 경우, 체중 60킬로그램인 사람은 90그램에 해당하는 양이었으니, 일본인 암 환자의 체격을 생각하면 거의 모든 경우에 안전하게 투여할 수 있다고 생각해도 될 것입니다.

이 논문은 "여러 번 표준적인 항암치료를 받은 후의 진행 암에서는 비타민 C 요법의 명확한 효과가 보이지 않았지만, 항암제나 다른 산화환원요법과 병행함으로써 그 효과를 기대할 수 있고, 향후 진행성 폐 비소세포암의 초기치료로서 비타민 C 고용량 정맥주사와 항암제 정맥주사요법의 제1상, 제2상 실험을 계획하고 있다."라는 말로 마무리하고 있다.

이 임상연구에서는 암의 종류를 정하지 않고 진행성 암이라는 조건으로 치료하고 그 효과를 판단했습니다. 실제 치료효과는 암의 종류를 확실하게 한정시켜서 각각의 암에 대해 확인해나갈 필요가 있습니다. 실제로 항종양 효과가 높은 암과 그렇지 않은 암이 구별될 가능성이 있기 때문입니다. 이에 대해서는 추가적인 임상연구가 필요합니다.

「약리학적 고농도 아스코르빈산은 산화 촉진 물질로서 쥐에게 이종이식(감수자 주 예를 들어 사람의 종양 조직을 쥐에게 이식하는 실험 방법)한 진행성 종양의 성장을 억제한다」Proc Natl Acad Sci 2008; 105: 11105-11109

우선, 43종류의 종양세포와 5개의 정상세포를 사용하여 종양의 50%를 사멸하는 비타민 C 농도를 조사했습니다. 75%의 종양세포가 비타민 C 농도 10밀리몰(비타민 C의 분자량은 176인데 1리터의 용액 속에 176그램의 비타민 C를 녹인 농도가 1몰이고 1/1000이 밀리몰이라는 단위입니다. 참고로 치료 목적의 혈액 농도인 350~400mg/dℓ는 약 20~23밀리몰에 상당합니다.) 미만에서 50% 사멸했고, 이와 달리 정상세포는 20밀리몰을 넘는 농도에서도 손상을 입지 않았습니다. 이는 종양에 대해 효과가 있는 농도에서 정상세포는 전혀 손상을 입지 않는다는 2005년의 논문과 동일한 결과였습니다.

또한 난소암, 췌장암, 신경교모세포종 세포를 쥐에게 이종이식하여 약리학적 농도(고농도)의 비타민 C를 투여했더니 종양의 성장이 멈추고 중량도 41~53% 감소했습니다.

이 실험에서 인정된 비타민 C 농도는 인간도 정맥투여를 통해 도달할 수 있는 농도이기 때문에, 예후가 나쁘거나 치료의 선택지가 한정되어 있는 암 환자에게도 비타민 C가 유효한 수단이 될 수 있다고 결론짓고 있습니다.

이상의 세 연구 외에 캔자스 대학에서는 난소암에 대해 항암제만 사용한 치료와 항암제와 비타민 C를 정맥주사한 치료를 비교하는 임상시험을 진행하고 있습니다. 상세한 결과는 아직 보고되지 않았지만, 비타민 C를 정맥주사한 그룹은 부작용도 적고 안전한 데다 치료효과 역시 좋은 결과가 나오고 있다고 합니다. 췌장암, 신세포암 4기에 대해서도 동일한 연구가 진행될 예정입니다.(감수자 주 이 논문은 발표되었으며, 상세한 내용은 다음 웹사이트를 참조하시기 바랍니다. http://www.healingvitamin.net/?p=1489 또는 http://www.kumc.edu/news-listing-page/intravenous-ascorbate-with-chemotherapy.html.)

또한 토머스 제퍼슨 대학에서 미국 식품의약국의 허가 아래 악성 림프종에 대한 임상시험을 시작하였습니다. 미국 암치료 센터Cancer Treatment Centers of America에서도 미국 식품의약국의 허가 하에 제1상 임상시험이 진행되고 있습니다. 이 임상시험에서는 안전성이나 부작용, 삶의 질 개선 등을 평가합니다. 1~2년 후에는 결과가 나오리라 생각됩니다.

일본의 비타민 C 연구 현황

이번에는 일본에서의 연구가 현재 어떻게 진행되고 있는지를 살펴보겠습니다. 유감스럽게도 아직까지 일본 내에서 암에 대한 비타민 C 고용량 정맥주사요법에 대해 정리한 논문은 없습니다. 하지만 제가 소속된 도카이 대학 혈액종양내과에서는 재발한 악성 림프종 사례에 대해 화학요법과 비타민 C 정맥주사를 병행 치료하는 방법에 관한 연구에 착수하였고 실제로 사례 등록도 시작되었습니다. 이는 일본인에게 있어서 최적의 비타민 C 투여량 결정과 안전성의 확인을 목적으로 하고 있으며, 그 후 치료효과에 대해서도 검토해나갈 예정입니다. 구체적으로는 표준적인 항암제 치료만 실시한 경우와 표준적 항암제 치료에 비타민 C 고용량 정맥주사요법을 병행한 경우의 효과를 비교하는 연구가 될 것입니다.

일본 정맥주사요법 연구회에서는 〈비타민 C 고용량 정맥주사요법이 암 환자의 삶의 질에 미치는 효과에 대한 임상 연구〉를 시작하기 위해 준비 중입니다.

앞서 말씀 드린 '악성 림프종 재발 사례에 대한 임상시험'은 아마도 암에 대해 비타민 C 고용량 정맥주사요법을 실시하는 일본 최초의 임상시험이라고 생각합니다. 클리닉 수준에서 개개의 사례에 대한 치료효과를 살펴볼 수는 있지만, 확실한 데이터로 정립해나가는 일이 굉장히 중요하기 때문에 전력을 다해 연구에 임할 생각합니다.

임상시험에 따라 환자의 몇 퍼센트에게 효과가 있었는지, 어떤 암에 더욱 효과가 있었는지, 몇 퍼센트의 암세포가 사라졌는지 등 중요한 데이터를 모아서 과학적인 근거를 높여가는 일이 급선무이지만, 환자 한 명 한 명을 생각하면 그러한 데이터가 나오기만을 기다릴 수도 없는 것이 사실입니다. 또한, 개개의 사례로서는 효과가 제로이거나 100%이거나 둘 중 하나입니다. 치료가 들으면 100%, 듣지 않으면 제로인 것입니다. 치료를 하는 입장에서 이 점도 절대 잊어서는 안 된다고 생각하고 있습니다.

5

비타민 C
정맥주사요법의
진행과정

비타민 C 치료는 어떻게 진행되는가

1장에서 치료의 진행과정을 간단히 설명했습니다. 여기서는 이에 대해 좀 더 자세하게 살펴보겠습니다.

STEP 1 이 치료가 적절한지 여부를 포함하여 환자와 대화를 나눕니다

우리가 묻는 것은 병의 경과입니다. 언제 진단을 받았고 지금까지 어떤 치료를 받았으며 지금은 어떤 상태인지, 혹시 계속 받고 있는 치료가 있다면 어떤 치료인지를 묻습니다. 그런 다음, 비타민 C 고용량 정맥주사요법이 어떤 치료법인지, 목적은 무엇이며 기대효과와 부작용으로는 어떤 것들이 있는지를 자세하게 설명

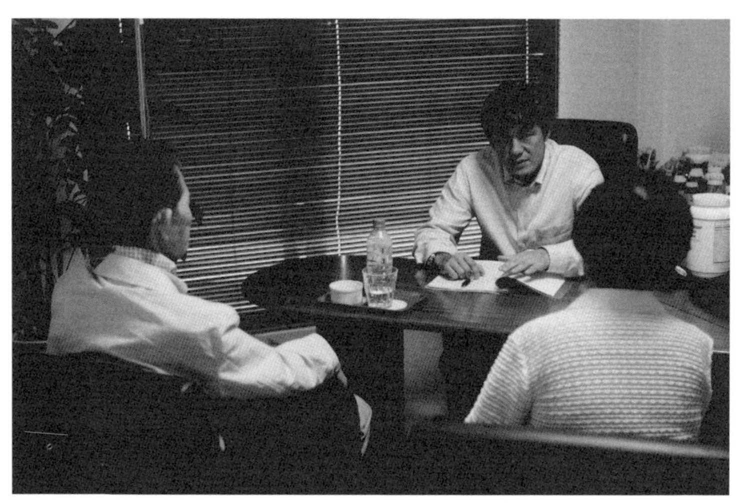

합니다. 우리 클리닉에서는 환자의 가족도 함께 편안하게 대화를 나눌 수 있도록 완전예약제로 운영하고 있습니다.

여기까지 이야기를 나눈 결과, 비타민 C 고용량 정맥주사요법이 적절하다고 판단되고, 환자 역시 치료를 받을 의지가 있으면 동의서를 작성합니다. 이렇게 해서 비타민 C 고용량 정맥주사요법이 시작됩니다.

STEP 2 기본적인 혈액 검사를 합니다

비타민 C 정맥주사를 시작하기 전, 여러 수치를 알아보기 위해 기본적인 혈액검사를 합니다. 일반적인 혈액검사와 종양 표지자 외에도 부작용 방지를 위해 G6PD_{Glucose-6-Phosphate Dehydrogenase, 글루코스-6-인산탈수소효소}라는 특수한 효소도 살펴봅니다. (116~121쪽의 부작용 부분 참조)

우리 클리닉에서는 이때 분자영양학에 근거하여 영양 밸런스를 철저하게 확인합니다. 암 환자는 주요 항산화 물질, 비타민 B군, 미네랄, 필수 지방산, 단백질 등이 결핍되어 있는 경우가 많기 때문에 비타민 C 고용량 정맥주사요법과 함께 이들의 결핍 상태를 시정함으로써 몸을 더 좋은 상태로 만들어 암과 대적할 준비를 할 수 있습니다. 구체적으로 말하면, 부족한 영양소를 채

워주는 식사 지도와 함께 정맥주사나 영양제를 통해 추가적으로
영양소를 보충합니다.

STEP 3 첫 정맥주사 전에 비타민 C 혈중농도를 측정합니다

미국의 자료에 따르면, 건강한 사람과 암 환자는 비타민 C 혈
중농도에 차이가 있다고 합니다. 암이 상당히 진행된 사람은
1mg/㎗ 미만인 경우가 많지만, 건강한 사람은 1mg/㎗ 정도이
며, 경우에 따라서는 2mg/㎗에 가까운 사람도 있습니다. 환자
의 비타민 C 혈중농도를 미리 측정함으로써 향후 비타민 C 정맥
주사를 어느 수준으로 하면 좋을지 예측하거나 현재의 컨디션을
파악하는 데 도움을 얻을 수 있습니다.

STEP 4 비타민 C 정맥주사를 시작합니다

실제로 투여하는 정맥주사의 성분은 주사용 증류수, 아스코르빈
산, 중탄산나트륨입니다. 아스코르빈산은 비타민 C의 화학적 명
칭인데, 이름에서도 알 수 있듯이 산성이기 때문에 자극이 강합
니다. 따라서 중탄산나트륨이나 수산화나트륨으로 중화하여 완

화시킬 필요가 있습니다. 그 외에 추가적으로 마그네슘을 넣습니다. 마그네슘은 절대적으로 필요한 성분은 아니지만 혈관 수축을 경감시키는 성질이 있어서 혈관통 완화에 효과가 있습니다.

　이상의 내용을 정리하면, 꼭 필요한 성분은 주사용 증류수, 비타민 C, 중화제 역할을 하는 중탄산나트륨이나 수산화나트륨이라고 할 수 있습니다.

　비타민 C 정맥투여는 15그램, 25그램, 50그램, 65그램, 75그램으로 횟수에 따라 조금씩 양을 늘려나갑니다. 그리고 그때마다 혈액 속의 비타민 C 농도를 체크합니다. 구체적으로 설명하면, 정맥주사 종료 직후에 주사하지 않은 팔, 즉 오른팔에 주사를 맞은 경우는 왼팔에서 채혈하여 농도를 체크합니다. 혈중농도는 치료를 계속해나가는데 있어서 대단히 중요하기 때문에 반드시 체크해야 합니다. (감수자 주 일본과 미국의 주사용 비타민 C 제품은 바이알vial 하나에 25그램입니다. 한국의 제품은 10그램입니다. 따라서 한국에서는 10그램 단위로 증량합니다.)

　비타민 C가 암세포를 사멸시키기 위해서는 비타민 C 혈중농도를 350~400mg/㎗로 맞출 필요가 있습니다. 이보다 혈중농도가 높아도 암세포에 대한 효과가 그다지 변하지 않기 때문에, 부작용 등을 고려하면 비타민 C 혈중농도의 목표치는 400mg/㎗입니다.

비타민 C를 몇 그램 투여했을 때 그 사람의 혈중농도가 목표치에 도달하는지 알아내기 위해 투여량을 단계적으로 늘려나가야 합니다. 바꿔 말하면, 사람에 따라 최적의 비타민 C 양은 다르다는 뜻입니다. 최적의 비타민 C 양이 정해지면 그 양으로 주 2~3회에 걸쳐 정맥주사를 계속하게 됩니다.

투여하는 비타민 C를 단계적으로 증량하는 이유가 하나 더 있습니다. 처음부터 갑자기 50~60그램이나 되는 고용량의 비타민 C를 투여하면 사람에 따라 혈관통, 울렁거림, 두통 등의 부작용이 강하게 나타나는 경우도 있기 때문에 안전을 확인하면서 서서히 농도를 올려가야 합니다.

혈중농도 확인과 부작용 방지, 이 두 가지를 주요 목적으로 하여 투여량을 조금씩 늘려나갑니다. 그런 뒤에는 병의 상태를 봐가면서 정맥주사의 빈도를 바꾸게 되는데, 암이 소실된 이후에도 정맥주사를 계속하는 것이 바람직합니다. 전형적인 투여 프로그램은 다음과 같습니다.

- 첫 6개월 동안은 주 2회
- 그 후 6개월 동안은 주 1회
- 치료를 시작한지 2년째에는 한 달에 2회
- 그 후에는 한 달에 1회로 지속합니다.

고키겐 클리닉 FAQ

3번가 고키겐 클리닉에서 비타민 C 고용량 정맥주사요법을 시행하면서 환자들로부터 자주 받는 질문(FAQ)과 답변을 소개하겠습니다.

Q 어떤 암에 효과가 있나요?

A 우리 클리닉에서는 악성 림프종과 폐의 비소세포암에서 종양이 완전히 소실된 사례를 경험했습니다. 주로 치료하는 분야는 폐암, 유방암, 난소암, 전립선암, 악성 림프종 등입니다. 림프종이나 신장암에 효과가 높다는 보고가 있지만 아직까지 확정적인 것은 아닙니다. 바꿔 말하면, 모든 암에 대해 가능성이 있다고 말할 수 있습니다. 어떤 암에 더 효과

가 있는지는 향후 임상시험을 통해 확인할 필요가 있는데, 캔자스 대학에서 실시한 임상시험에서는 난소암에서 좋은 결과를 볼 수 있었습니다.

Q 정맥주사는 어떠한 빈도로 얼마의 시간 동안 맞으면 되나요? 그리고 효과가 나타나기까지는 기간이 얼마나 걸리나요?

A 치료 시작 시점에서는 주 2~3회가 정맥주사의 표준 빈도입니다. 항암제나 방사선 치료와 병행하는 분은 물론이고 비타민 C 치료만 단독으로 받는 분도 같은 빈도로 정맥주사 치료를 합니다. 주사 시간은 비타민 C 투여량에 따라 달라집니다. 대개 1~2시간 정도입니다.

암이 완전히 소실된 단계가 되면 반년 정도는 주 1회로 치료를 지속합니다. 다시 그 후 반년 혹은 3개월 정도는 2주에 1회, 그 다음 단계에서는 한 달에 1회로 점차 빈도를 줄여나갑니다.

치료기간은 개개인의 병례에 따라 달라집니다. 우리 클리닉에서 가장 오래 치료받고 계신 환자의 경우에는 2년 정도 되었습니다. 그 환자는 현재 종양이 완전히 소실된 상태로, 한 달에 1회 정맥주사를 맞고 있습니다.

효과에 대해 말씀드리면, 항암제나 방사선 치료의 부작용 때문에 울렁거려서 식사를 못하거나 컨디션이 저하되는 분은 두세 번 정맥주사를 맞는 것만으로도 상당히 상태가 좋아집니다. 컨디션이 개선되고 합병증의 예방에도 도움이 됩니다. 그런 의미로 본다면 1~2주 사이에 효과가 나온다고 말할 수 있습니다.

암세포를 사멸시키는 항종양 효과에만 한정지으면 명확히 언제부터 효과가 있다고 특정할 수 없습니다. 케이스에 따라 다르고, 항암제나 방사선 치료와 병행하는 경우에는 그 치료의 효과일 가능성도 있습니다. 경우에 따라서는 효과가 나타나지 않기도 합니다. 그러나 비타민 C 혈중농도가 400mg/㎗에 도달하면 강력한 항종양 효과가 발휘된다는 사실이 연구를 통해 밝혀졌습니다. 따라서 정맥주사로 혈중 농도를 400mg/㎗까지 끌어올리면 암을 치유하는 효과가 나타나기 시작할 가능성이 높아진다고 할 수 있습니다.

Q 치료비는 어느 정도 드나요?

A 의료기관에 따라 차이가 있습니다. 우리 클리닉에서는 비타민 C의 양에 따라 1회 주사에 20,000엔~25,000엔입니다.

Q 정맥주사를 맞은 날, 하지 말아야 할 일이나 먹지 말아야 할 음식이 있나요?

A 다른 합병증 등으로 인해 문제가 생기지 않는 한, 식사에 관

한 제한은 없습니다.

Q 정맥주사요법 치료를 받는 동안, 일상생활을 하면서 식사나 운동에 신
경을 써야 하는 부분이 있을까요?

A 다른 합병증이 있어서 제한사항이 있는 게 아니라면, 무엇
을 먹어도 괜찮고 운동에도 제한은 없습니다.

Q 이 치료법에 부작용은 없나요?

A 기본적으로 비타민 C 자체에는 부작용이라는 것이 없다고
생각하셔도 됩니다. 그러나 이 요법으로 아래와 같은 부작
용이 나타나는 경우가 있습니다.

① 정맥주사 주입 부위 혹은 혈관의 통증

이는 비교적 흔히 발생하는 부작용입니다. 비타민 C의 양이나
주사 속도, 혈관 상태 등과 관련이 있습니다. 비타민 C 고용량
정맥주사는 삼투압(반투막을 통해서 농도가 낮은 용액에서 농도가 높
은 용액으로 용매가 이동하도록 하는 압력)이 높기 때문에 통증의 원
인이 됩니다.(감수자 주 비타민 C 용액 자체가 매우 진하기 때문에 혈관
자극 증상이 있을 수 있습니다.)

이러한 조건에서 일어나는 통증에는 온찜질을 해주거나 주사
속도를 늦추거나 정맥주사에 마그네슘을 추가하는 방법으로 대처

합니다. 높은 삼투압에 의한 탈수가 원인일 수도 있기 때문에 주사 중이나 종료 후에는 수분을 충분히 섭취하는 것이 원칙입니다.

비타민 C 정맥주사 시 바늘에 찔리면서 느끼게 되는 통증은 여타 주사 시 통증과 별반 다르지 않습니다. 보통 채혈에 쓰는 것과 비슷한 굵기의 바늘을 사용하기 때문에 특별히 더 통증이 심하지는 않습니다.

② 울렁거림, 두통

이따금 나타나는 부작용으로 삼투압, 주사 속도, 환자의 컨디션 등에 따라 다릅니다. 정맥주사 속도를 천천히 하거나 수분을 많이 섭취하는 방법으로 대응합니다.

③ 졸음, 멍한 기분

비교적 흔히 나타나는 증상입니다. 주로 비타민 C의 항히스타민 작용에 의한 것으로 여겨지고 있습니다. 꽃가루 등으로 인한 알레르기 약을 먹은 후에 운전을 하지 말라고 주의를 주는 이유도 그런 약의 항히스타민 작용이 졸음을 유발하기 때문입니다. 비타민 C 정맥주사도 그와 비슷한 작용을 하는 경우가 있습니다. 그렇기 때문에 비타민 C가 알레르기에도 듣는 것입니다. 이 증상은 일시적인 것이므로 걱정하지 않아도 괜찮습니다.

④저혈당

비타민 C와 포도당의 구조가 상당히 비슷하기 때문에 저혈당이 일어나는 경우가 있습니다. 정맥주사를 통해 비타민 C가 체내에 들어왔을 때, 몸에서 포도당이 들어왔다고 착각을 하기 때문입니다. 그래서 원래는 높았던 혈당을 낮추려고 인슐린이라는 호르몬을 필요 이상으로 분비하여 저혈당이 됩니다. 이는 정맥주사를 시작하고 나서 5~10분 이내에 일어나는 경우가 많습니다. 우리 클리닉에서는 한 분에게서 저혈당이 나타났습니다. 저혈당을 막기 위해, 치료 전에 꼭 식사를 하고 오시도록 부탁을 드리고 있습니다.

측정한 혈당치에 따라 인슐린 주사의 양을 정하는 당뇨병 환자의 경우에는 문제가 될 수 있습니다. 당뇨병 환자 중에 혈당치를 스스로 측정하는 분들이 있는데, 그때 사용하시는 간이 혈당측정기(효소 전극법을 사용하는 측정기)도 비타민 C를 포도당으로 착각해서 원래의 혈당치보다 높은 수치를 나타내는 경우가 있기 때문입니다. 예를 들면, 실제 혈당치가 150 정도인데 250으로 나올 수 있습니다. 비타민 C를 포도당으로 착각해서 높게 나온 수치를 믿고 필요 이상의 인슐린을 주사하면 오히려 저혈당이 될 우려가 있습니다. 이는 혈당치를 측정하는 당뇨병 환자에게 한정된 주의사항이지만 비타민 C 정맥주사 후 9시간 정도는 그러한 경향이 있으니 주의가 필요합니다. (감수자 주 이는 매우 중요한 주의사항입니다. 일반적인 당뇨측정기는 혈당과 비타민 C를 구분하지 못합니다. 따라서 당뇨병 환자들은 불필요한 오해와 혼란을 피하기 위해 비타민 C 정맥주사 당일에는 혈당 체크를 하지 말기를 권합니다.)

⑤ 요로 결석

비타민 C를 고용량으로 섭취하거나 주사하면 요로 결석이 많아진다는 이야기가 있습니다. 논문으로 보고한 내용에 따르면 비타민 C를 고용량으로 정맥주사한 후, 옥살산 칼슘 결석에 의한 양측 요관 결석으로 인해 요관 폐색을 일으킨 사례가 있습니다. 그러나 비타민 C 고용량 정맥주사를 맞는 분에게 특별히 요관 결석이 많다는 뜻은 아닙니다.

우리 클리닉에서도 비타민 C 고용량 정맥주사요법을 실시하면서 결석이 많이 발견되었느냐고 묻는다면, 지금까지 그런 사례는 한 번도 없었다고 대답하겠습니다. 비타민 C를 고용량으로 투여한 후 소변의 옥살산 농도를 조사한 연구 중에는 고용량 비타민 C를 투여했을 때의 소변 내 옥살산 농도가 비타민 C를 투여하지 않았을 때의 농도와 별반 차이가 없었다는 결과를 낸 경우도 있었습니다.

결석은 원래 체질의 영향이 크다고 봅니다. 비타민 C 정맥주사를 맞았기 때문에 비정상적으로 요로 결석의 빈도가 많아진다고 생각하지는 않지만, 높은 삼투압 정맥주사로 인해 탈수상태

가 오기 쉬우므로 원래 결석이 있던 분은 수분을 충분히 보충해
줄 필요가 있습니다. (감수자 주 비타민 C 정맥주사가 결석이 없던 사
람에게 새로운 결석을 유발하지는 않습니다. 신장결석이 있었던 분은 마
그네슘과 비타민 B6를 추가로 섭취하면 결석 생성이 감소합니다.)

⑥ 저칼슘혈증

비타민 C에는 칼슘을 체외로 내보내는 성질이 있기 때문에,
이로 인해 저칼슘혈증을 일으켜서 몸이 떨리는 등의 증상이 나타
나는 경우가 드물게 있습니다. 이런 경우에는 주사에 마그네슘
을 추가하는데, 심각할 때는 칼슘을 주사하는 것으로 상황에 대
처합니다.

⑦ 항암치료가 통했기 때문에 일어나는 부작용

비타민 C에만 국한되는 이야기는 아니지만, 항암치료가 통했
기 때문에 생기는 부작용이 있습니다. 예를 들어 종양에서의 출
혈이 그렇습니다. 커다란 종양이 있는데 치료가 되면서 그 종양
이 괴사하고, 종양 내부로부터 출혈이 일어나는 경우가 있습니
다. 마찬가지로 장에 커다란 종양이 있을 때, 치료를 통해 종양
이 갑자기 축소되면서 장에 구멍이 나는 경우도 있습니다.

의사가 항암치료 경험이 없으면 이럴 때 무슨 일이 일어난 것
인지 모르는 경우가 있습니다. 따라서 항암치료 경험이 있는 의

사가 비타민 C 고용량 정맥주사요법을 실시하는 것이 바람직하다고 생각합니다.

⑧ 용혈

정맥주사를 실시하기 전의 검사에서 G6PD라는 특수한 효소에 대해서도 살펴본다고 했던 이유는 이 부작용을 방지하기 위해서입니다. 용혈이란 간단히 말해서 적혈구가 파괴되는 상태입니다. 이를 G6PD 이상증異常症이라고 하며 G6PD의 활성이 저하되어 있는 사람에 한해서 발생합니다.

이러한 이상은 전 세계에서 4억 명 정도에게 나타났는데, 인종에 따른 편향이 있어서 대개 아프리카나 지중해 주변, 동남아시아에 집중되어 있습니다. 일본인에게는 거의 드물어서 0.5% 이하라는 낮은 확률입니다. 그러나 경우에 따라서는 생명이 걸린 부작용이기 때문에, 비타민 C를 25그램 이상 투여할 때에는 사전에 검사가 필요합니다.

⑨ 철분 과잉

비타민 C는 장의 철분 흡수를 촉진하기 때문에 철분 과잉이 올 수 있습니다. 비타민 C 고용량 정맥주사요법을 받는 동안에는 정기적으로 철 대사에 관해 검사할 필요가 있습니다.

이상의 내용처럼 대부분의 부작용은 드물게 발생하는 일입니다. 이 중에서 그나마 흔한 부작용이 졸음과 통증(혈관통)인데, 그렇다 해도 우리 클리닉의 자료에 따르면 4~5% 정도의 환자에 지나지 않습니다. 울렁거림이나 두통은 1~2% 정도의 환자에게만 나타났습니다.

이러한 부작용은 비타민 C의 양이 증가함에 따라 빈도가 높아지므로 큰 부작용을 방지하기 위해서는 비타민 C의 양을 소량부터 순차적으로 늘려나가는 것이 중요합니다.

비타민 C 고용량 정맥주사요법을 받을 수 없는 경우도 있습니다. 비타민 C를 고용량으로 정맥주사할 경우, 단 시간에 500밀리리터 이상의 수분이 체내로 들어갑니다. 이 주사액 안에는 pH 조절을 위해 중탄산나트륨이 첨가되어 있습니다. 이 때문에 울혈성 심부전, 복수腹水, 과도한 부종과 같이 수분이나 나트륨 과잉에 의한 병증 악화가 염려될 경우에는 정맥주사를 맞을 수 없습니다. 어찌되었든 안전하게 정맥주사요법을 실시하기 위해서는 정맥주사요법을 시행하는 의료기관에서 차분하게 논의하는 것이 좋습니다.

항암치료 경험이 있는 전문의를 선택하라

비타민 C 고용량 정맥주사요법이 주목을 받으면서 이 치료를 실시하는 의사가 늘고 있습니다. 제 생각으로는 아무래도 항암치료 경험이 있는 의사가 예기치 못한 환자의 상태 변화에 더 잘 대응할 수 있다고 생각합니다. 암 환자는 예상치 못한 상태변화를 일으키는 경우가 있습니다. 비타민 C 정맥주사 후에 환자의 혈압이 내려가거나 심한 복통을 호소하는 등의 경우가 발생했을 때, 대체 무슨 상황인지 파악하고 몇몇 가능성을 떠올릴 수 있느냐에 따라 대응이 달라집니다. 이는 의사의 항암치료 경험 정도에 따라 차이가 납니다.

비타민 C가 부작용이 적은 것은 분명하지만, 암 환자가 대상이라는 점을 생각하면 예기치 못한 사태가 일어날 가능성은 충분히 있습니다. 신체 어느 부분의 암인지에 따라서도 달라질 수 있기 때문에, 항암치료에 종사한 경험이 있는 의사에게 진료를 받는 편이 안전합니다.

비타민 C 정맥주사요법의 효능

이 책도 종반부에 접어들었으니 이쯤에서 이 요법의 효능을 정리하고자 합니다.

① 암세포를 사멸시키는 효과가 있다

이것이 가장 기대되는 효과입니다. 다만, 이 요법 단독으로 어느 정도의 효과가 있느냐고 묻는다면 아직 미지의 부분이 크다고 답할 수밖에 없습니다. 그러나 표준적 치료라 여겨지는 항암제, 방사선요법 역시 듣는 사람이 있는가 하면 듣지 않는 사람도 있습니다. 비타민 C 고용량 정맥주사를 실시하면 모든 암이 좋아진다고 말할 수는 없지만, 기존 치료와 병행함으로써 효과를 높일 가능성이 있습니다.

② 항암치료로서의 부작용이 적다

앞서 몇 가지 부작용을 설명했습니다만, 항암제나 방사선요법의 부작용에 비하면 가볍다고 할 수 있는 것들입니다. 제대로 된 정맥주사요법 프로그램을 따른다면, 위중한 부작용은 거의 없다고 생각하셔도 무방합니다. 항암제나 방사선요법은 종양세포뿐만 아니라 정상세포까지도 손상을 입히는 마이너스적인 측면이 있습니다. 그러나 비타민 C 고용량 정맥주사요법은 지금까지의 항암치료와 달리 정상세포에 손상을 입히는 일이 거의 없습니다.

'치료 방법이 없다'거나 '표준적 치료가 통하지 않는다'는 경우에는 꼭 한 번 시도해보시기 바랍니다. 설령 종양에 대한 효과가 나타나지 않는다 해도, 영양상태나 컨디션 개선만으로도 플러스라고 할 수 있습니다. 생의 마지막 몇 개월을 얼마나 이전처럼 살수 있는가 하는 점에서 큰 도움이 될 것입니다.

③ 항암제나 방사선 치료와 병행할 수 있으며 그 부작용을 경감시킨다

방사선 치료를 받는 경우, 정도의 차이는 있지만 거의 대부분 피부 손상이 나타납니다. 비타민 C를 정맥주사하면 손상의 정도를 경감시키고 회복도 빨라집니다. 여성의 경우, 병에 더하여 미적인 부분이 스트레스가 되는 경우가 많습니다. 그런 부분을 조금이라도 경감시킬 수 있다면 비타민 C 요법을 병행할 가치는 충분하다고 생각합니다.

또한 비타민 C 요법을 병행함으로써 식욕 부진도 개선될 가능성이 있습니다. 이는 영양상태나 컨디션을 향상시키는 차원에서 의미가 큽니다. 영양상태나 컨디션의 악화는 항암제의 양을 제한하는 원인이 되고, 경우에 따라서는 일정대로 치료를 이어나가지 못하게 만드는 원인도 되기 때문입니다. 즉, 항암치료에 걸림돌이 되는 것입니다. 바꿔 말하면, 영양상태나 컨디션을 지키는 것은 더 강한 항암치료를 받을 수 있는 조건이기도 합니다.

단, 대사길항제인 메토트렉세이트Methotrexate 치료를 받는 환자는 비타민 C 고용량 정맥주사요법을 받을 수 없습니다. 메토트렉세이트는 고용량으로 투여하면 소변이 산성이 되는데, 비타민 C도 같은 작용을 하기 때문에 정맥주사하면 신장병을 일으키는 경우가 있습니다.

④ 식사나 운동에 제한이 없다

비타민 C 고용량 정맥주사요법을 받고 있다고 해서 식사나 운동을 제한할 필요는 없습니다. 흡연은 비타민 C를 파괴해서 치료 효과를 줄어들게 하기 때문에 금해야 합니다. 그 외에는 특별히 다른 합병증으로 인해 제한된 부분이 없다면 무엇을 먹어도 괜찮고, 몸 상태에 따라 다르지만 운동도 마음껏 할 수 있습니다. 그러나 과한 음주, 장시간의 목욕, 과격한 운동은 피하는 편이 좋습니다.

안전한 비타민 C 정맥주사를 위하여

비타민 C 고용량 정맥주사요법은 상당한 고농도의 비타민 C 를 주사하고, 그 대상자가 암 환자라는 점에서 특수한 치료법입니다. 비타민 C라고 해서 완벽하게 안전한 치료법이라고 할 수는 없습니다. 따라서 안전하게 치료를 받기 위한 포인트를 소개하겠습니다.

① 주치의와 상담한다

무엇보다 먼저 주치의와 상담해야 합니다. 지금 받고 있는 치료에 비타민 C 치료를 병행했을 때 단점은 없는지 주치의의 의견을 들어야 할 필요가 있습니다. 주치의와 상의하지 않고 다른 치료를 받으면 주치의와의 관계가 나빠질 수 있습니다. 주치의

와의 신뢰관계는 치료를 해나가는 데 있어서 굉장히 중요한 포인
트입니다.

우리 클리닉에서는 반드시 주치의에게 비타민 C 고용량 정맥
주사요법을 받아도 되는지 확인을 받도록 하고 있고, 주치의에
게 자료도 전하도록 합니다. (감수자 주 한국에서도 대학병원에서 비타
민 C 치료를 하는 곳이 생겼고, 비타민 C 치료에 대한 인식도 많이 호전
되었습니다. 그러나 아직까지는 의사에 따른 견해차가 심합니다.)

② 항암치료 경험이 많은 의료기관을 선택한다

항암치료에서는 무슨 일이 일어날지 예측하기 어려운 경우가
많습니다. 앞서 말씀 드렸듯이 눈앞에 일어난 일에 대해 얼마나
많은 가능성을 생각할 수 있느냐에 따라 그 대처가 달라집니다.
즉, 비타민 C 정맥주사요법 치료를 한다고 해도 눈앞에 있는 환
자는 암과 싸우고 있는 것이며, 항암치료 경험이 없는 의사가 비
타민 C 치료를 실시하는 것은 위험부담이 있는 일입니다. 따라서
항암치료 경험이 많은 의료기관을 선택하는 것이 중요합니다.

③ 표준적 치료를 우선한다

이 치료는 어디까지나 대사보완요법이며, 표준적 치료(수술, 항
암제, 방사선요법)를 대신하는 치료가 아님을 잊지 말아야 합니다.
항암치료는 표준적 치료를 우선해야 하며, 이와 병행하는 분이

나 어떠한 이유로 표준적 치료를 받을 수 없는 분이 비타민 C 고용량 정맥주사요법의 대상이 됩니다.

앞서 말씀 드렸듯이 표준적 치료는 치료 효과가 어느 정도 증명된 만큼, 이를 제외하고 비타민 C 정맥주사요법 치료만을 받는 일은 추천해 드릴 수 없습니다.

④ 보존제가 들어간 비타민 C 제제는 피한다

이 치료에 있어서 또 한 가지 중요한 것이 있습니다. 이 치료에서는 보존제가 들어간 비타민 C 제제를 피해야 합니다. 일본에서는 1일 2그램까지가 비타민 C 권장량이며 비타민 C 제제의 규격도 바이알 하나당 2그램인 것까지밖에 없습니다. 그 안에는 차아염소산나트륨 등의 보존제가 포함되어 있습니다.

비타민 C 고용량 정맥주사요법의 경우, 많게는 1회에 50그램 이상의 비타민 C를 정맥주사로 투여하기 때문에 단순히 계산을 해봐도 25바이알 이상의 제제가 한 번에 체내로 들어가게 됩니다. 쥐를 대상으로 한 동물실험에서 생명에 위험이 없다는 데이터가 나오긴 하지만, 제가 알기로는 이 정도 분량의 보존제가 인간에게 안전한지 아닌지에 관한 데이터는 없습니다. 왜냐하면 그렇게 많은 양을 한 번에 체내에 투여한다는 전제가 없기 때문입니다. 어찌되었든 보존제가 들어가지 않은 수입 제제에 의존할 수밖에 없는 것이 현실입니다. 그러므로 이 치료를 시작하실 때에는 담당의사에게 이 점을 확인하시기 바랍니다. 참고로 우리 클리닉에서는 보존제가 전혀 들어 있지 않은 미국산을 사용하고 있습니다.

비타민 C 고용량 정맥주사요법은 대사보완요법이라는 점을 꼭 인지하시는 것이 중요합니다. 표준적 치료에 플러스알파인 치료입니다. 앞서 말씀 드린 것처럼 비타민 C 고용량 정맥주사요법은 만능이 아닙니다. 운이 좋게도 저는 비타민 C가 유효했던 사례를 몇 건 경험했지만 어느 정도의 비율로 유효한지는 아직 명확하지 않습니다.

물론 암 자체에 대한 치료 효과를 기대할 수 있지만, 향후 많은 의료기관이 공동으로 연구하고 엄밀한 임상시험을 실시하면서 검증할 필요가 있다는 점을 마지막으로 덧붙이고 싶습니다.

암이 사라진 환자와의 인터뷰

비타민 C 정맥주사요법으로
암이 사라졌다

이 장에서는 우리 클리닉에서 비타민 C 고용량 정맥주사요법으로 치료받고 있는, 암이 사라진 환자 우라노 게이코 씨와의 대담을 들려드리겠습니다. 사실은 1장에서 A씨라고 사례를 소개한 분이 우라노 씨입니다. 우라노 씨는 비즈니스 매너를 가르치는 강사로 활동하고 있으며 많은 저서를 집필하셨습니다. "이 치료를 한 명이라도 더 많은 암 환자들에게 알리고 싶다."고 말씀하시는 우라노 씨의 경험을 들어보겠습니다.

이 치료를 모른다면 너무나 안타깝다

우라노 비타민 C 고용량 정맥주사를 시작하고 나서 6개월 후에

검사를 받으러 갔을 때, 데이터를 본 의사선생님이 "우라노 씨, 이건 기적입니다."라고 하셨어요. 4개월 시한부였는데 암이 사라졌으니까요. 의사선생님께서 그렇게 말씀해주시니 투병하던 사람으로서는 정말 기뻤습니다. 그 이야기를 듣고 나서 그때까지 걱정했던 게 피로가 되었던지 이틀 정도 완전히 늘어져 있었습니다. 그 전까지는 멀쩡했는데 마치 아픈 사람이라도 된 것처럼 말이죠. (웃음) 그러니까 이 치료법을 모른다면 정말 안타까워요. 비타민 C를 투여하면, 죽지 않아도 될 목숨을 수없이 많이 살려낼 수도 있으니까 말입니다.

 우라노 씨와 같은 비소세포암은 수술이 가장 효과적인 치료법입니다. 원칙적으로는 수술이 가장 우선시되어야 합니다. 폐암은 크게 소세포암과 비소세포암으로 나뉘는데 소세포암은 항암제나 방사선이 비교적 잘 듣는 타입입니다. 비소세포암은 수술효과가 높지만, 수술로 제거할 수 없거나 수술이 불가능한 경우에는 상당히 치료에 어려움을 겪는 타입입니다.

그래서 저는 폐의 비소세포암인데 전이가 있고 수술이 불가능하다는 정보를 접하고 '치료가 상당히 힘들지 않을까?' 하는 느낌을 받았습니다. 그건 어떤 전문가라도 그렇게 생각할 겁니다. 주치의 선생님도 처음에는 그렇게 생각해서 시한부 4개월이라는 말씀을 하셨던 거였겠지요.

하지만 항암제도 잘 들었던 것 같습니다. 보통 처음에는 항암제가 잘 들어도 점점 효과가 없어져서 치료가 암의 진행 속도를 쫓아가지 못하는 상황이 되는 패턴이 많은데, 우리 클리닉에 오셨던 치료 5개월 차에도 항암제의 효과가 있었으니 항암제 자체의 치료도 상당히 잘 들었던 것 같습니다. 거기에 비타민 C가 더해지면서 우리가 기대했던 최고 레벨의 시너지 효과가 났다고 생각합니다.

몸 전체에 상당히 활기가 돈다

사와노보리 처음 비타민 C 정맥주사를 맞으셨을 때가 암 진단 후 5개월쯤 지났을 때였던 것 같습니다. 항암제도 5차까지 마친 상태였는데, 첫 정맥주사 치료를 받은 후에 뭔가 체감한 게 있으셨나요?

우라노 몸 전체에 상당히 활기가 돈다는 걸 느꼈습니다.

사와노보리 그 전에는 외래로 통원하며 항암제를 보통 1회 분량의 1/3 정도로 맞으셨는데, 항암제 치료로 인한 손상을 느끼고 계셨나요?

우라노 그 전에는 굉장히 피곤하고 졸려서 집에 오자마자 잠들어버렸는데, 비타민 C 정맥주사를 맞은 이후로는 '자, 오늘은 뭘 할까?' 하는 생각이 들 정도로 활기가 생겼고, '뭘 먹을까?' 하며 식욕도 생겼습니다.

사와노보리 더 강한 항암제 치료를 받는 분은 더 심한 부작용이 생기기 때문에 비타민 C 치료를 받으면 그만큼 더 효과를 실감하는데, 우라노 씨처럼 비교적 적은 양의 항암제에서도 비타민 C 정맥주사의 효과를 느낄 수 있었군요.

우라노 안 하면 손해죠. 잘은 몰라도 비타민이 몸에 좋다는 건 상식처럼 알고 있잖아요. 대개 가볍게 생각하지만, '정말 큰 효과가 있구나. 굉장하다.'라는 생각은 치료를 받고 나서 처음으로 느꼈습니다. 피부도 좋아졌어요. 방사선 치료를 받으면 방사선을 쬔 부분에 큰 얼룩이 생기는데, 비타민 주사를 맞았더니 2주 만에 얼룩이 사라지더군요. 제 경우에는 13년 전에도 암에 걸린 적이 있었는데, 그때 방사선으로 인해 생긴 얼룩이 5년 정도 갔었습니다.

사와노보리 그렇군요. 비타민이라고 하면 소량으로 몸에 좋은 영향을 주는 영양제라는 느낌이 있는데, 이 고용량 정맥주사요법에서의 비타민 C는 하루 필수 용량의 몇 백배가 들어 있습니다. 그러니 단순히 영양소라기보다는 오히려 약이라고 생각하는 편이 나을 것 같습니다.

표준적 치료와 함께 빨리 시작하는 편이 좋다

우라노 조금 전에 안 하면 손해라고 말씀드렸는데 시기적으로도

이 치료는 가능한 한 빨리 시작하는 편이 좋을 것 같습니다. 저는 한동안 항암제 치료를 받고 나서 비타민 치료를 시작했는데 만약 항암제 치료의 시작과 함께 비타민 치료도 시작했더라면 더 좋았을 거라는 생각이 들어요.

사와노보리 가능한 한 표준적 치료와 같은 시기에 시작하면 좋겠다는 말씀이시죠? 덧붙여서 비타민 치료의 지속에 관해 말씀드리면, 우라노 씨는 비타민 C 정맥주사요법을 시작한지 1년 9개월 정도 되셨는데요, 한동안은 한 달에 2회 정도로 지속하는 것이 좋다고 생각합니다. 그러다가 나중에는 한 달에 1회 정도로 해도 괜찮을 겁니다. 예방차원이기도 하고, 암 이외에도 지금 말씀하신 피부를 포함해서 몸 전체를 지속적으로 유지하고 관리하는 일이 중요하니까요. 표준적 치료가 끝난 후에는 비타민 C 정맥주사만 맞고 계신데, 뭔가 차이를 느끼시나요?

우라노 역시 무엇보다 안심의 정도가 다르네요. '여기서 치료를 지속하면 재발 예방은 물론이고 전체적인 건강관리도 해주겠지.' 하며 크게 안심할 수 있으니까요.

사와노보리 우라노 씨를 보면 긍정적으로 치료에 임하시는 모습이 치료효과에 반영된다는 것을 느낍니다.

우라노 오늘 선생님 말씀을 듣고 비타민 C 고용량 정맥주사요법을 받아서 정말 다행이었다고 새삼 느꼈습니다. 이 치료를 받으면 암에 걸려도 이전과 같은 생활을 할 수 있다는 점을 한 명이라도 더 많은 분들이 아셨으면 좋겠고, 저처럼 건강을 회복하는 분이 늘었으면 좋겠다는 생각을 진심으로 하게 됩니다.

사와노보리　　저는 지금까지 암의 표준적 치료를 해오면서, 표준적 치료가 오히려 손상을 입힐 뿐, 효과가 없는 경우도 있다는 점이 가장 큰 딜레마였습니다. 정상세포에 손상을 주기만 해서 오히려 걸림돌이 되는 경우도 자주 있었거든요. '치료를 하지 않았으면 조금이나마 더 긴 시간 동안 평범하게 식사를 할 수 있었을지도 모른다.' '치료 때문에 합병증이 빨리 생겨서 사망 시기를 앞당긴 건 아닌가?' 하는 딜레마를 느끼곤 했습니다. 하지만 우라노 씨의 경우를 포함한 많은 사례를 통해 비타민 C 고용량 정맥주사요법이 그런 부분을 보완하고 플러스로 전환시키는 효과가 있다는 점을 깊이 체감하고 있습니다. 항암치료의 새로운 선택으로서, 많은 환자분들이 꼭 비타민 C 치료를 선택해주셨으면 하는 바람입니다.

- Chen Q et al. Pharmacologic doses of ascorbate act as a prooxidant and decrease growth of aggressive tumor xenografts in mice. Proc Natl Acad Sci USA 2008; 105: 11105-11109
- LJ Hoffer et al. Phase I clinical trial of i.v. ascorbic acid in advanced malignancy. Annal of Oncol 2008
- Yeom CH et al. Change of terminal cancer patient s health-related quality of life after high dose vitamin C administration. J Korean Med Sci 2007; 22: 7-11
- Chen Q et al. Pharmacological ascorbic concentration selectively kill cancer cell: action as a pro-drug to deliver hydrogen peroxide to tissues. Proc Natl Acad Sci USA 2005; 102: 13604-13609
- Cameron E, Pauling L. Supplemental ascorbate in the supportive treatment of cancer:prolongation of survival times in terminal human cancer. Proc Natl Acad Sci USA. 1976; 73:3685-3689.
- Cameron E, Pauling L. Supplemental ascorbate in the supportive treatment of cancer: reevaluation of prolongation of survival times in terminal human cancer. Proc Natl Acad SciUSA. 1978; 75: 4538-4542.
- Creagan ET et al. Failure of highdose vitamin C (ascorbic acid) to benefit patients withadvanced cancer: a controlled trial. N Engl J Med. 1979; 301: 687-690.
- Moertel CG et al. High-dose vitamin C versus placebo in the treatment of patients with advanced cancer who had no prior chemotherapy. N Engl J Med. 1985; 312: 137-141.
- Riordan NH et al. Intravenous ascorbate as a tumor cytotoxic chemotherapeutic agent. Med Hypotheses 1996; 44: 207-213

• Riordan HD et al. Intravenous ascorbic acid: protocol for its application and use. P R Health Sci J 2003; 22: 287-290
• Riordan HD et al. A pilot clinical study of continuous intravenous ascorbate in terminal cancer patients. P R Health Sci J 2005; 24: 269-276
• Chen Q et al. Ascorbate in pharmacologic concentrations selectively generates ascorbate radical and hydrogen peroxide in extracellular fluid in vivo. Proc Natl Acad Sci USA 2007; 104:8749-8754
• Drisko JA et al. The use of antioxidant therapies during chemotherapy. Gynecol Oncol 2003;88: 434-439
• Jansen NH et al. Reduced pain from osteoarthritis in hip joint or knee joint during treatment with calcium ascorbate Ugeskr Laeger 2003; 165: 2563-2566
• Sebastian JP et al. Vitamin C pharmacokinetics: implications for oral and intravenous use. Ann of Inter Med 2004; 140: 533-537
• Sebastian JP et al. Intravenously administered vitamin C as cancer therapy: three cases CMAJ 2006; 174: 937-942
• The RECNAC Project. Intravenous Ascorbate as a Chemotherapeutic and Biologic ResponseModifying Agent
• 「Vitamin C」(Lewin S , Academic Press, 1976)
• 「Vitamin C, Infectious Diseases, and Toxins」(Thomas EL, Xlibris Corp, 2002)
• 『ビタミンCがガン細胞を殺す』(柳澤厚生著, 角川SSC新書,2007)
• 『ガンを直す』(エイブラハム・ホッファ＿, ライナス・ポ＿リング著, 宮田雅彦, 金子雅俊, 分子整合榮養醫學協, 2006

옮긴이 조아라

일본 와세다대학교 법학부를 졸업하였고, 서울지방경찰청 민간통역사 및 프리랜서 통역사로 일했다. 현재 문화산업분야 직장에 근무하면서 하루하루 감사하는 삶을 살아가고 있다.

비타민 C 암환자를 살린다

초 판 1쇄 인쇄 2016년 7월 1일
초 판 1쇄 발행 2016년 7월 5일

지은이 사와노보리 마사카즈
옮긴이 조아라
펴낸이 박경수
펴낸곳 페가수스

등록번호 제2011-000050호
등록일자 2008년 1월 17일
주   소 서울시 노원구 동일로 1114 무궁화빌딩 2층
전   화 070-8774-7933
팩   스 02-6442-7933
이 메 일 editor@pegasusbooks.co.kr

ISBN 978-89-94651-16-3 03510

이 도서의 국립중앙도서관 출판예정도서목록(CIP)은 서지정보유통지원시스템 홈페이지(http://seoji.nl.go.kr)와 국가자료공동목록시스템(http://www.nl.go.kr/kolisnet)에서 이용하실 수 있습니다.(CIP제어번호: CIP2016014627)

※잘못된 책은 바꾸어 드립니다.
※책값은 뒤표지에 있습니다.